T0132720

Kohlhammer

Die Autoren

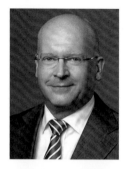

Werner Fleischer, Dipl.-Pädagoge mit den Schwerpunkten Erwachsenenbildung und Psychologie ist deutschlandweit als selbständiger Berater, Coach und Moderator seit 1998 in Kliniken und Krankenhäusern tätig und seit 2004 allein auf diesen Bereich spezialisiert. Er begleitet klinische Leitungskräfte bei Führungs- und Veränderungsprozessen, bei der Konfliktlösung. sowie bei Fragen des Selbstmanagements und der Karriereentwicklung.

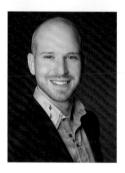

Benedikt Fleischer, B. Sc. in Wirtschaftspsychologie, M. A. in Kulturwissenschaften, ist zertifizierter Moderator und Trainer für DISG-Verhaltens- und Arbeitsplatzprofile und seit 2016 als Coach und Berater im Pflegebereich tätig. Er begleitet Personalauswahl- und Personalentwicklungsprozesse durch die Vermittlung eignungsdiagnostischer Tools, moderiert Team-Supervisionen und Arbeitsgruppen zum Thema Prozessoptimierung und vermittelt Führungsgrundlagen an Führungskräfte.

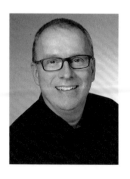

Martin Monninger ist seit 1996 in der Anästhesie, Intensiv- und Notfallpflege tätig. Davon ist er seit über 10 Jahren verantwortlich für die Notaufnahme der Kreiskliniken in Reutlingen. Dabei hat er umfassende Erfahrungen in der effizienten Organisation von Strukturen und Prozessen gesammelt, sowie Führungs- und Management-Kompetenzen erworben.

Werner Fleischer/Benedikt Fleischer/
Martin Monninger

Mitarbeiterführung

Band 1

Verlag W. Kohlhammer

1. Auflage 2020

Alle Rechte vorbehalten
© W. Kohlhammer GmbH, Stuttgart
Gesamtherstellung: W. Kohlhammer GmbH, Stuttgart

Print:
ISBN 978-3-17-035765-5

E-Book-Formate:
pdf: ISBN 978-3-17-035766-2
epub: ISBN 978-3-17-035767-9
mobi: ISBN 978-3-17-035768-6

Vorwort

Schön und schwer – Berufe im Gesundheitswesen haben einen ganz besonderen Reiz. Wer sich dafür entscheidet, möchte sein eigenes Leben sinnstiftend gestalten, helfen und nah am Menschen wirken.

In der Digitalisierung der Arbeitswelt mit neuen, komplexen Herausforderungen sind Berufe in der Pflege glücklicherweise nach wie vor krisensicher – und trotzdem in der Krise. Der Imageverlust belastet die Branche: »Zu viel Arbeit, zu wenig Anerkennung« wabert durch die Medien. In der Folge entscheiden sich immer weniger junge Menschen für diesen Ausbildungsweg und ältere Kollegen wechseln die Branche. Mit interessanten Auswirkungen: Gesundheitsunternehmen müssen in gleicher Weise um Ärzte, Pflegekräfte und Patienten werben. Dass es ohne Pflegekräfte, die still und leise »den Laden am Laufen halten« nicht geht, haben viele Kliniken mittlerweile schmerzvoll erfahren, wenn sie wegen akuten Pflegekräftemangels Stationen schließen müssen. Längst konkurrieren Krankenhäuser und Gesundheitseinrichtungen intensiv um Pflegekräfte. Mit großen und auch frechen Kampagnen werben sie sich gegenseitig ihre Mitarbeiter ab. Der Arbeitsmarkt ist so offen wie nie.

Dass die Not groß ist, hat die Politik erkannt und reagiert. Doch bis diese Maßnahmen im Klinikalltag greifen und ob sie wirklich die erhofften Verbesserungen bringen, steht (noch) in den Sternen. Eventuell wird sich die Lage zunächst sogar noch zuspitzen: Können Kliniken die Untergrenzen Ihrer Schichtbesetzung nicht einhalten, droht der Gesetzgeber mit Sanktionen und der Druck auf die Häuser erhöht sich weiter.

Klar ist auf jeden Fall, dass sich im Arbeitsalltag die Anforderungen an Pflegekräfte in Kliniken und Pflegeeinrichtungen extrem verschärft haben: der bereits erwähnte Personalmangel, erschöpfte oder ausgebrannte Mitarbeiter, höherer Pflegeaufwand durch älter werdende Patienten, Zunahme des administrativen Aufwands, höhere Belastung durch die Beschleunigung der Pflegeprozesse und steigende Ansprüche von Patienten und Angehören sorgen zusätzlich für Druck.

Es ist Zeit für einen Wandel. Die Aussage »Ich gehe gern zur Arbeit« darf nicht nur eine bloße Floskel sein. Sich im Job wohl zu fühlen, Anerkennung zu erleben und Sinn zu finden in seinem täglichen Broterwerb sind wichtige Parameter, um sich auch im Leben wohl zu fühlen. Immer mehr Arbeitgeber im Gesundheitswesen haben das erkannt und bemühen sich, zermürbende Prozesse zu optimieren und über unterschiedlichste Bonussysteme ihre Mitarbeiter zusätzlich zu belohnen, gerade, wenn in der Gehaltsstruktur selber, aufgrund gesetzlicher Bestimmungen, nicht mehr viel Spielraum ist. Solches Arbeitergeber-Engagement spricht sich rum: Denn anders als früher ist die Community über Social Media und andere Kanäle gut vernetzt und wenn ein Arbeitsplatz angenehm ist, ist das auf Dauer ein stabiler Faktor.

Wer seine Leute halten will, muss sie wertschätzen, fair behandeln, auf Augenhöhe kommunizieren und auch verstehen, was junge Menschen und Berufseinsteiger der Generationen Y und X vom Berufsleben erwarten und welche Auswirkungen beispielsweise eine erfüllte Familien- und Freizeitgestaltung auf den Berufsalltag mit Schichtdienst und Wochenendeinsätzen hat.

Für Pflegekräfte in leitenden Positionen, also von Stationsleitung bis Pflegedirektion, bedeutet das, neben der sowieso geforderten umfassenden Fort- und Weiterbildung, ihre Führungs- und Management-Kompetenzen auszubauen: Wie führe ich mein Team richtig, wie erhalte ich die Motivation meiner Mitarbeiter, lenke sie auf gemeinsame Ziele und wie erhalten wir uns gemeinsam den Sinn und die Freude an der Arbeit, sind aktive Schlüsselfragen im Alltag, aber auch: Wie verbessere ich Strukturen und Prozesse, um meine Mitarbeiter zu entlasten?

Der vorliegende Band 1 »Mitarbeiterführung« der Buchreihe »Wirksam führen | Pflege« ist ein praxisorientierter Leitfaden, der Pflegeleitungen unterstützt, im Spannungsfeld der täglichen Anforderungen »die Zügel in der Hand« zu halten, zu verstehen, zu reagieren und zu agieren. Das Buch ist unterteilt in zwei Ebenen, die helfen, sich den relevanten Aspekten der Mitarbeiterführung im Klinikalltag souverän und praxisorientiert zu stellen:

1. Der Grundlagenteil informiert ausführlich und nimmt direkten Bezug auf die Herausforderungen eines Klinikbetriebes.
2. Der Praxisteil zeigt an konkreten Beispielen, wie unterschiedlichste Situationen gemeistert werden können.
   - Dieses Buch – der erste Band einer Reihe für Pflegeleitungskräfte aller Hierarchie-Ebenen – liefert sowohl Grundlagenwissen als auch schnelle Hilfestellungen bei akuten Herausforderungen und Spannungen – lösungsorientiert, einfach und souverän. Band 1 »Mitarbeiterführung« ist damit der Grundstein für die folgenden, aufbauenden Themenbereiche:
   - Band 2: Gesprächsführung
   - Band 3: Teamarbeit und berufsgruppenübergreifende Zusammenarbeit
   - Band 4: Rollen- und Verhaltensprofile, Konflikte konstruktiv lösen
   - Band 5: Ziel-, Zeit- und Selbstmanagement
   - Band 6: Change-Management

Insgesamt stellt die gesamte Reihe ein Nachschlagewerk »aus der Praxis für die Praxis« dar.

Die Autoren möchten mit dieser Reihe Pflegeleitungen praktische und theoretische Hilfestellungen und Tipps geben, um jederzeit selbstbestimmt und vorausschauend Handeln zu können, um das fordernde Aufgabenspektrum, die Bedürfnisse ihrer Mitarbeiter, die täglich neuen Herausforderungen und den Klinikalltag zu bewältigen und bestenfalls selber zu gestalten.

Ein besonderer Dank der Autoren bei Entstehung dieser Buchreihe gilt Martina Conradt für ihre unermüdliche Recherche, ihren sprachlichen Schliff sowie ihre kritischen und konstruktiven Anmerkungen.

Werner Fleischer   Benedikt Fleischer   Martin Monninger

Hinweis zur Gendergerechtigkeit:
Ausschließlich wegen der besseren Lesbarkeit wird das generische Maskulinum verwendet. Angesprochen sind alle Menschen.

Inhalt

Piktogramme

 Empfehlung/Tipp   Warnung

 Fallbeispiel   Information

1 Die Entwicklung der Pflege – bis heute

Von Florence Nightingale (1820–1910), die als Reformerin des Sanitätswesens und der Gesundheitsfürsorge gilt, bis zum Gesetz zur Reform der Pflegeberufe, das im Juli 2017 verkündet wurde und ab Januar 2020 greift, war es ein weiter Weg. Das Selbstverständnis der Pflege hat sich massiv verändert: Als klassischer Frauenberuf waren Krankenschwestern früher die Pflegenden und Dienenden mit gestärkten Häubchen, die auf ein Kopfnicken des Chefarztes reagierten und sich hauptsächlich um saubere Betten, das Befeuchten der Lippen und die Essensausgabe kümmerten. Mit dem neuen Pflegestärkungsgesetz ist der Grundstein für eine zukunftsfähige und qualitativ hochwertige Pflegeausbildung für die Kranken-, Kinderkranken- und Altenpflege gelegt. Gab es bisher drei getrennte dreijährige Ausbildungen im Pflegebereich, gelten jetzt die stringenten Trennungen der Ausbildungspfade nicht mehr als zeitgemäß. Eine wachsende Überschneidung durch die Veränderung der Gesellschaft macht übergreifende pflegerische Kompetenzen wichtig. So müssen beispielsweise in Altenpflegeeinrichtungen immer mehr chronisch Kranke oder in Krankenhäusern Menschen mit Demenz versorgt werden. Damit werden übergreifende pflegerische Konzepte immer wichtiger.

Statt sich nun vorab für einen der drei Berufe zu entscheiden, starten alle Auszubildenden seit dem 1. Januar 2020 zunächst mit der »generalistischen Pflegeausbildung«. Ihr Berufsziel: Pflegefachfrau bzw. Pflegefachmann. In der Ausbildung lernen nun alle die Grundlagen der Pflege für alle Bereiche und Altersgruppen – vom Säugling bis zum Senioren. Vor allem im Vergleich zur bisherigen Ausbildung zum Altenpfleger ist der Unterschied erheblich, denn in der Praxis müssen nun auch bislang ausgesparte Bereiche, wie die Intensiv- oder Langzeitpflege, durchlaufen werden. Während der Ausbildung können sich die Schülerinnen und Schüler dann für einen Schwerpunkt entscheiden und sich dementsprechend ausbilden lassen.

Ziele des Pflegestärkungsgesetzes und der damit verbundenen Veränderung des Ausbildungsweges sind die Steigerung der Attraktivität des Berufsbildes, die mit der besseren Ausbildung verbundene berufliche Flexibilität und erhebliche Karrierechancen, die unter Umständen sogar ein anschließendes Studium der Pflegewissenschaften ermöglichen. Mit der Akademisierung wandelt sich auch der Blick: Immer mehr werden Krankenpflegerinnen und -pfleger zu fast schon selbstständigen Einheiten im Tagesablauf mit erheblichen Kompetenzen. Teilweise übernehmen sie bereits ärztliche Aufgaben. Spezialisierungen der Pflege, beispielsweise im Wundmanagement oder der Medikamentenausgabe, steigern die nach außen wahrgenommene Kompetenz und sogar die Attraktivität von Kliniken. Intensivmedizinische und notfallmedizinische Zusatzqualifizierungen zeigen die zunehmende Spezialisierung in der Pflege und könnten Ärzte enorm entlasten, wenn sie die Pflegekräfte aktiv mit einbeziehen, Fälle bereden, gemeinsame Visiten organisieren und die Spezialkompetenzen nutzen. Das wiederum setzt ein Verständnis von Teamarbeit voraus.

Schaut man über die Grenzen, werden Pflegekräfte in anderen Ländern deutlich anders wahrgenommen. In den USA sind sie gesellschaftlich anerkannter. In Skandinavien ist es Pflegekräften inzwischen sogar erlaubt, eigenständig leichte ambulante Eingriffe vorzunehmen oder über bestimmte medizinisch-therapeutische Mittel zu entscheiden. Es entstehen Mischformen zwischen Arzt und Pflege.

Allerdings: Die Folgen des Pflegestärkungsgesetzes und der generalistischen Ausbildung sind ungewiss. Zwar besteht die Hoffnung, dass Pflege gefördert und gestärkt wird, kritische Stimmen allerdings befürchten, dass immer weniger Menschen nach Abschluss der Ausbildung in die Altenpflege gehen werden. Wird es zukünftig mit den exzellent ausgebildeten Pflegekräften nur noch Führungspersönlichkeiten geben? Wer macht die Arbeit am Bett? Doch auch mit dem neuen qualifizierteren Ausbildungsweg wird aus einer Pflegekraft kein »Schmalspurarzt« – das widerspricht auch dem Verständnis des Berufsbildes. Wer heute in die Pflege geht, muss noch mehr als früher reflektieren, warum er diesen Beruf überhaupt ergreift und was er damit verbindet. Diese Fragestellung ist umso wichtiger, da es jetzt viel mehr Karriere- und Einsatzmöglichkeiten gibt, die Verantwortungsbereiche gestiegen sind und der Beruf deutlich komplexer geworden ist. Die Herausforderung an Pflegekräfte heute ist mehr denn je der »Spagat« zwischen einer intensivmedizinischen Apparatepflege und der originären Bestimmung des Berufsbildes. Denn genauso wie zu Zeiten Florence Nightingales brauchen Kranke mehr als nur Operationen, Medikamente und Spritzen: Pflegekräfte sind nah dran am Menschen, nehmen Ängste, bereiten auf Untersuchungen vor, waschen, versorgen und trösten zu jeder Tages- und Nachtzeit. Und das kann mitunter heilsamer für die Genesung sein als das modernste High-Tech-Gerät.

2   Grundlagen der Mitarbeiterführung

Das Thema »Führung« ist so alt wie die Menschheit. Berühmte Zeitgenossen haben sich darüber Ihre Gedanken gemacht. Der französische Zisterzienser-Abt und Theologe Bernhard von Clairvaux (1090–1153) brachte es so auf den Punkt:

> »Stehe an der Spitze, um zu dienen, nicht, um zu herrschen!«

Dieses Zitat zeigt auf, worum es geht: Führen bedeutet, Menschen ernst zu nehmen, ihnen Vorbild, gerecht und fair zu sein, zuzuhören und sich stets vor seine Mitarbeiter zu stellen.

Kurz: Eine Leitungskraft muss bereit sein, Verantwortung zu übernehmen. Sowohl für die Mitarbeiter als auch loyal für die Ziele des Unternehmens. Führungshandlungen umfassen das eigene Team und die Strukturen, Abläufe und Prozesse des Klinikalltags. Stets die Kontrolle und den Überblick zu behalten ist anstrengend, aber bildet die Basis für die Führungskompetenz, die dementsprechend Anerkennung findet bei Mitarbeitern und Vorgesetzen. Das Zaubermittel hier ist immer das gesprochene Wort.

Das gut geführte, bei Bedarf auch strategische Gespräch ist der kürzeste Weg zwischen Menschen. Es kann Missverständnisse, Spannungen und schlechte Laune mitunter innerhalb kurzer Zeit lösen. Es ist im Grunde eine einfache Botschaft: Sprechen Sie darüber, wenn, wann und wo es hakt. Reden Sie Klartext, üben Sie konstruktive Kritik. Ein Gespräch beinhaltet immer beide Seiten – anders als eine »Standpauke«, bei der gewöhnlich nur einer redet und der andere demütig zum Zuhören verdonnert ist. Und sprechen Sie auch dann, wenn es super läuft: Pflegerische Leitungskräfte wissen, dass Mitarbeiter ohne (ehrliche) Wertschätzung und Anerkennung eingehen wie die berühmten Primeln, mit den gefürchteten Folgen, wie einem hohen Krankenstand und der so gefürchteten Fluktuation.

Das Gehalt eines Mitarbeiters ist ein sogenannter »Hygienefaktor« (Nach Frederick Irving Herzberg, 1923–2000, US-amerikanischer Arbeitswissenschaftler): So wie wir erwarten, dass aus einem Wasserhahn jederzeit sauberes, frisches Wasser kommt, erwartet ein Mitarbeiter, das sein Gehalt zur richtigen Zeit auf dem richtigen Konto landet. Eine Gehaltserhöhung wirkt maximal drei Monate motivierend, danach – analog zum Wasserhahn – ist es selbstverständlich. Eine Einmalzahlung erhöht den Motivationsfaktor. Eine Einmalzahlung bzw. ein Bonus verbunden mit einem Event hat eine noch höhere emotionale Bindung als Geld an sich. Grundsätzlich sind also die Einbindung ins Team, das »Gesehen werden« vom Chef, die Möglichkeit, aktiv mitzugestalten und zu merken, dass die eigene Leistung mit Interesse wahrgenommen wird, eine höhere Motivation als das Geld. Natürlich ist Geld wichtig – aber es ist eine Milchmädchenrechnung, dass allein die Erhöhung des Gehaltes Menschen an einen Arbeitgeber bindet.

Natürlich können Menschen und Situationen niemals über »einen Kamm geschert« werden, dennoch gibt es Theorien, Modelle und Konzepte, die beim Erkennen und Analysieren verschiedenster Situationen helfen und beim Handeln unterstützen. Angelehnt an den Soziologen Karl Popper ist »Theorie das Netz, das wir über die Welt werfen, um die Wirklichkeit zu erfassen«.

3 Anforderungen an Leitungskräfte

Ein Team besteht aus vielen Menschen mit unterschiedlichsten Qualifikationen, Möglichkeiten, Temperamenten, Charakteren und Talenten. Pflegeleitungen agieren zwischen examinierten Pflegekräften, Pflegehelfern, Altenpflegern, Praktikanten, Auszubildenden, ehrenamtlichen, Bundesfreiwilligendienstlern. Auf der anderen Seite stehen Ärzte, Klinikdirektorium und natürlich vor allem die Patienten, die jeden Tag aufs Neue bestmöglich versorgt werden wollen. Eine brisante Mischung, getoppt noch vom »alltäglichen Wahnsinn« im Klinikalltag wie Dokumentationspflicht, Personalmangel, Krankenstand, Sparanweisungen, anspruchsvollen Patienten und Angehörigen. Vor diesem Hintergrund ist eine Leitungskraft auf sehr vielen Ebenen gefordert und muss einer Vielzahl von Herausforderungen gerecht werden.

Mitverantwortlich führen

Wer ein Team führen will, muss zunächst ein Team schaffen. Gerade jungen Menschen der Generation Y (Jahrgänge der frühen 80iger bis späten 90iger) sind es gewohnt, Fragen zu stellen, Sinnhaftes erfassen zu wollen und »mitgenommen« zu werden. Das gilt insbesondere für Pflegekräfte. Sie möchten sich mit ihrer harten Arbeit identifizieren, Entscheidungen verstehen und mit einbezogen werden. Wer sich ausgeschlossen fühlt und befürchtet, nicht mitgestalten zu können, ist schneller frustriert und reagiert zunächst mit innerer, später dann mit tatsächlicher Kündigung. Das gilt es zu verhindern.

Komplexität und Veränderung bestimmen den Alltag

Das KIS (Krankenhaus-Informations-System), kontinuierliche Dokumentationen und komplexe Herausforderungen auf allen Ebenen bestimmen den Alltag leitender Pflegekräfte. Das Mitarbeiten am Patienten und der subjektiv empfundene Zeitmangel verhindern, die Arbeit der Kollegen fachlich und zeitlich immer oder regelmäßig zu begleiten. Gerade deshalb ist es wichtig, Mitarbeitern klare Ziele zu definieren. Anweisungen müssen korrekt, klar, logisch, machbar und somit auch später noch kontrollierbar sein.

Soziale Kompetenz

Jeder Mitarbeiter zählt und jede Leistung ist von Bedeutung. Vor diesem Hintergrund wird es immer wichtiger, die individuellen Talente und Fähigkeiten seiner Mitarbeiter zu erkennen, richtig einzuschätzen und sie entsprechend einzusetzen. Das geht nicht ohne Flexibilität und differenziertes Führungshandeln. Der Mitarbeiter wird mit seinen ganz eigenen Möglichkeiten in den Mittelpunkt des Handelns gerückt – dazu gehören Zeit für Gespräche und Wahrnehmungen mit allen Sinnen. Wer führt, sollte möglichst authentisch sein und handeln. Mitarbeiter spüren schnell, was echt ist und von Herzen kommt.

Integrationskraft

»Alle für einen, einer für alle«. Die drei Musketiere wussten schon, was ein gutes Team kennzeichnet. Die Herausforderungen des Klinikalltags sind nur im Team zu bewältigen. Eine gute Pflegeleitung schafft es, eine stabile Teamkultur aufzubauen. Ein gutes Team redet mit- nicht übereinander und schützt die Kollegen vor erkennbaren Überlastungen der psychischen und physischen Grenzen. Wer seine Kollegen mag, geht gern zur Arbeit und ist leistungsbereiter. Mit Integrationskraft ist zudem die Fähigkeit verbunden, aus unterschiedlichen Interessen synergetische Lösungen zu entwickeln.

4 Prinzipien der Mitarbeiter-führung

Der Duden definiert Prinzipien so:

> »Feste Regel, die jemand zur Richtschnur seines Handelns macht, durch die er sich in seinem Denken und Handeln leiten lässt.«

Gesellschaftlich wird die Einhaltung von Prinzipien sowohl positiv als auch negativ bewertet. Auf der einen Seite gelten zum Beispiel »Prinzipienreiter« als unflexible Besserwisser, auf der anderen Seite geben Prinzipien aber auch hilfreiche Richtlinien vor, die es erst ermöglichen, gemeinsame Ziele zu erreichen. Prinzipien geben Verlässlichkeit und Orientierung über einen langen Zeitraum, sind also unabhängig vom schnelllebigen Zeitgeist.

Führungsprinzipien helfen allen: Vorgesetzten geben sie in hektischen Situationen feste Parameter, auf die sie sich besinnen können und Mitarbeitern verlässliche Strukturen. Wer Führungsprinzipien hat, kommuniziert und auch umsetzt, erleichtert sich den Umgang mit Kollegen, Mitarbeitern, Patienten und Angehörigen. Je klarer diese Prinzipien umgesetzt werden, desto verlässlicher, berechnender und souveräner ist der Führungsstil.

4.1 Die wichtigsten Führungsprinzipien

> »Ein Beispiel zu geben ist nicht die wichtigste Art, wie man andere beeinflusst. Es ist die einzige«
> Nobelpreisträger Albert Schweizer

4.1.1 Vorbild in Haltung und Pflichterfüllung

Klingt preußisch – und ist es wohl auch. Das Führungsprinzip basiert auf der Theorie des so genannten »Lernens am Modell«, das der Psychologe Albert Bandura in den 1950/60iger Jahren entwickelte. Seine Lerntheorie besagt, dass Menschen von Vorbildern lernen und deren Verhalten unbewusst nachahmen, wenn es zu einem vom Lernenden gewünschten Effekt führt. Dabei ist es unerheblich, ob sich das Vorbild positiv oder negativ verhält.

Leitungskräfte werden im Moment der Übernahme Ihrer Position zu Vorbildern für ihre Mitarbeiter. Sie stehen quasi »auf dem Podest« und damit unter ständiger Beobachtung. Ihr berufliches Umfeld registriert sehr genau, wie die Führungsrolle angenommen und gestaltet wird. Dabei steht nicht die fachliche Kompetenz im Fokus (die wird bestenfalls vorausgesetzt durch die Position), sondern persönliche Werte, Standards, Missionen, Strategien und Visionen. Daneben auch Tugenden wie Pünktlichkeit, Konsequenz und Verbindlichkeit. Werden Termine eingehalten? Hygienevorschriften umgesetzt? Absprachen eingehalten? Erwarten Vorgesetzte von ihren Mitarbeitern mehr, als sie selber bereit sind zu investieren, haben sie schon verspielt.

Besonders kritisch beäugt werden Führungskräfte, die aus den eigenen Reihen befördert wurden (»Kamin-Aufstieg«), sehr viel jünger sind oder nachweislich zum ersten Mal Führungsverantwortung tragen. Die ehemaligen Kollegen schauen sehr genau, wie sich der »Aufsteiger« verhält und ob er dieser Position in allen Punkten gerecht wird.

Doch Mitarbeiter beobachten das Verhalten nicht nur, sie lernen und kopieren es – wenn auch oft unbewusst. Beispiele gibt es viele: Kommt die Pflegeleitung unpünktlich zu Besprechungen, erscheinen auch bald die ersten Mitarbeiter nicht mehr pünktlich. Geht die Leitungskraft mit Hygienevorschriften eher nachlässig um, wird das Team auch immer fahrlässiger.

Daher lautet die wichtigste Frage, die sich Leitungskräfte immer dann stellen sollten, wenn es Schwierigkeiten, Widerstände oder Konflikte gibt: Wie verhalte ich mich? Bin ich Teil der Lösung oder Teil des Problems? Das eigene Verhalten zu reflektieren und zu hinterfragen ist eine der wichtigsten Aufgaben wirksamer Führung. Sie führt oft zu sehr einfachen und verblüffenden Antworten und Lösungen.

> Die Umsetzung des Führungsprinzips »Vorbild in Haltung und Pflichterfüllung« bedarf keiner aufwendigen Erklärung. Vielmehr leben Leitungskräfte das Verhalten, das sie von den Mitarbeitern (ebenso wie vom gesamten beruflichen Umfeld) erwarten und wünschen, einfach selbst vor.

4.1.2 Verteilungsgerechtigkeit

Hier greifen zwei Aspekte:

1. Die Qualität und Menge der zu erledigenden Arbeit wird auf alle Mitarbeiter im Verantwortungsbereich gleichmäßig verteilt. Das bedeutet: Auch unbeliebte Aufgaben werden von allen Mitgliedern im Team übernommen. Besonders qualifizierte Mitarbeiter erhalten keine Sonderbehandlung und werden nicht von der Erledigung unangenehmer Arbeiten befreit. Außerdem achten Leitungskräfte genau darauf, dass kein Ungleichgewicht hinsichtlich der Menge der zu bearbeitenden Tätigkeit entsteht. Sobald sie bei Arbeitsqualität oder -menge Veränderungen bemerken, die die Verteilungsgerechtigkeit gefährden, greifen sie ein.

2. Die persönliche Präsenz und die Aufmerksamkeit der Leitungskraft werden auf alle Mitarbeiter im Verantwortungsbereich gerecht verteilt. Pflegeleitungen haben im Blick, dass ihr Augenmerk und ihre Zeit für persönliche Gespräche, die sie den verschiedenen Mitarbeiter widmen, den gleichen Umfang haben. Dabei gilt es, konsequent in gleicher Weise einzubeziehen und eventuell bestehende Ungleichheiten zu erläutern und sachlich zu begründen.

Insbesondere für Leitungskräfte, deren Führungsspanne und Team sehr groß sind, ist es nicht immer einfach, sich an das Prinzip der Verteilungsgerechtigkeit zu halten. Ohne es zu bemerken oder ohne es zu wollen, wenden sie sich im hektischen Klinikalltag immer denselben, ihnen sympathischen Mitarbeitern oder den Mitgliedern derselben Clique zu und tauschen sich schwerpunktmäßig mit ihnen aus oder bevorzugen sie bei der Aufgabenverteilung. Solches Verhalten wird von den anderen Teammitgliedern sehr wohl bemerkt. Sie fühlen sich vernachlässigt und ziehen sich daraufhin bewusst von ihrem Vorgesetzten zurück. Das Führungsprinzip der Verteilungsgerechtigkeit hilft, dem entgegenzuwirken.

4.1.3 Fürsorgepflicht

Die Verantwortung von Pflegeleitungen geht immer wieder mal über den professionellen Bereich hinaus. Menschen sind nur begrenzt belastbar – manche mehr, andere deutlich weniger. Achtsamkeit spielt eine große Rolle, genauso wie Empathie und Verständnis, wenn Mitarbeiter beispielsweise merkbar an die Grenzen ihrer Leistungsfähigkeit gehen.

- Pflegeleitungen machen ein freundliches und vertrauensvolles Gesprächsangebot, hängt beispielsweise ein Mitarbeiter des Teams nach einem schwierigen Einsatz »durch«.
- Bevorstehende Veränderungen werden rechtzeitig kommuniziert und die Mitarbeiter auf diese Weise auf bevorstehende Neuerungen vorbereitet.
- Mitarbeiter sollten die Arbeit in der vorgesehenen Zeit schaffen. Andernfalls muss Abhilfe geschaffen werden
- Pflegeleitungen verlieren niemals ihre Leistungsträger aus den Augen, die klaglos zahlreiche Überstunden machen. Die Strategie muss sein, hier gemeinsam Lösungen zu finden
- Ein guter Chef fördert seine Mitarbeiter und unterstützt sie dabei, vorhandene Talente weiter auszubauen. Solche Chancen motivieren und binden ans Unternehmen.

- Auch ein kritisches Feedback an einen Mitarbeiter wird als Fürsorgepflicht interpretiert.

Selbst wenn es nicht immer ganz leicht fällt, eines gewissen Fingerspitzengefühls bedarf und Mut kostet: Wer Verantwortung und Fürsorgepflicht ernst nimmt, achtet auf seine Mitarbeiter und spricht sie an, wenn es offensichtliche Schwierigkeiten im täglichen Berufsalltag gibt. Manchmal sind es die »leisen« Töne, die aufmerksam machen sollten. Klagt ein Mitarbeiter häufig über eine zu hohe Arbeitsbelastung? Hat er eine persönliche Krise? Verändert sich das Verhalten? Wer seine Position ernst nimmt, hört zu und achtet auf solche Signale – um dann auch entsprechend zu reagieren.

Sie haben den Eindruck, dass eine erfahrene Pflegekraft neuerdings mit ihrer Arbeit überfordert ist. Bei den Visiten und auch sonst wirkt sie unkonzentriert und fahrig. Im OP arbeitet sie längst nicht so souverän wie Sie es von ihr gewohnt sind. Zunächst fragen Sie sie, wie es ihr aktuell bei ihrer Arbeit geht. Erklären Sie ihr dann genau, wie Sie ihr aktuelles Verhalten konkret wahrgenommen haben und was Sie von ihr erwarten. Fragen Sie Ihre Pflegekraft danach, welche Erklärung sie für ihr aktuelles Verhalten hat und welche klinikinternen Maßnahmen aus ihrer Sicht nötig sind, um ihre Situation zu verbessern. Vereinbaren Sie konkrete Schritte mit ihr und übernehmen Sie ggf. ihre Vorschläge, wenn sie gut sind. In nächster Zeit kontrollieren Sie häufig, ob die Arbeit wie vereinbart vorangeht.

4.1.4 Informationsfluss

Die Menge an Informationen, die täglich auf uns einströmt, ist inzwischen unüberschaubar und kaum noch zu bewältigen. Zu viele Medien, zu viel Gerede, eine Unmenge an Mails verhindern gelegentlich den Blick auf das Wesentliche. Pflegeleitungen sind dafür verantwortlich, dass alle wichtigen Informationen für Ihre Mitarbeiter auch wirklich ankommen, diese sollten daher fokussiert und kanalisiert werden.

Wichtige Informationen müssen daher

- auf dem richtigen Weg,
- in der richtigen Menge,
- zur richtigen Zeit,
- an die richtigen Mitarbeiter,
- mit richtigen und verständlichen Worten

kommuniziert werden.

Umgekehrt müssen auch die Mitarbeiter ihrerseits gewährleisten, dass die Informationen angekommen, registriert und umgesetzt werden. Das gilt insbesondere für die gewissenhafte Dokumentation der Visitenanordnungen und deren Umsetzung im Sinne der Patientensicherheit und Behandlungsqualität.

Im Klinikalltag ist es üblich, alle Mitarbeiter mit einer Flut an Emails zu überschütten. Oftmals unübersichtlich und viel zu lang formuliert. Das muss jedoch nicht sein. Der direkte und bessere Weg ist immer noch das Gespräch, der Augenkontakt und die damit verbundene Weitergabe eines Sachverhalts.

Leitungskräfte sollten jedoch dann den schriftlichen Weg einer Informationsübermittlung vorziehen, wenn ein »Vorgang« geschaffen werden soll und die damit verbundene Dokumentation von Bedeutung sein kann.

Eine junge Pflegekraft Ihres Teams ist in letzter Zeit oft unpünktlich. Häufig erscheint sie zu spät zum Dienst und macht auch sonst einen gehetzten Eindruck. Sie haben sie deshalb bereits mehrfach zu einem Gespräch eingeladen. Dieses kam bislang nicht zustande, weil die Pflegekraft aus unterschiedlichen Gründen immer wieder um eine Terminverschiebung bat. Noch immer erscheint sie jedoch verspätet zum Dienst. Jetzt gilt es, Ihrer Forderung in schriftlicher Form Nachdruck zu verleihen, sodass daraus, falls erforderlich, ein dokumentierter Vorgang wird.

Ein strukturierter Informationsfluss ist dann von besonders großer Bedeutung, wenn anstehende – große – Veränderungen kommuniziert und umgesetzt werden sollen. Im Leitungskreis der Klinik muss festgelegt werden, wann was wie und in welchem Umfang kommuniziert wird, damit sich niemand der Kollegen und Mitarbeiter überrumpelt fühlt.

Informationen sollten

- rechtzeitig,
- transparent,
- klar,
- ehrlich,
- für jeden Beteiligten zugänglich,
- mit einheitlichem Wording,
- und deutlichen Argumenten

kommuniziert werden.

Gelingt dies nicht, entstehen unter Umständen im Grunde vermeidbare Widerstände, Ängste und Befindlichkeiten. Mitarbeiter rechtzeitig zu informieren und aufzuklären, wird dagegen als wertschätzend wahrgenommen. Allein das kann schon helfen, dass Veränderungen auch von der Basis angstfrei mitgetragen und -gestaltet werden.

> Unterschätzen Sie Mitarbeiter nicht in Bezug auf ihr eigenes informelles Informationssystem (»Flurfunk«). Konkret bedeutet das: Ihre Teammitglieder wissen meist mehr, als Sie als Vorgesetzter ihnen mitgeteilt haben.

Übrigens: Auch als Leitungskraft keine Informationen zu haben, ist – gerade in einer Krisensituation – eine wichtige Information für die Mitarbeiter. Wenn die Abteilung unruhig ist, da die Gerüchteküche brodelt, kann es hilfreich sein, wenn die Pflegeleitung das Thema in etwa wie folgt auffängt: »Auch ich bin nicht informiert, welche und ob es Veränderungen geben wird, aber ich werde versuchen, so schnell wie möglich an die entsprechenden Informationen zu kommen.« Das zeigt Souveränität und wird vorübergehend wieder Ruhe in die Abteilung bringen.

4.1.5   Fairness

Jeder Mensch, schon die Kleinsten, haben ein sicheres Gespür für Fairness. »Fair Play« gibt es nicht nur im Sport, sondern gehört zu den Grundlagen eines gesunden Miteinanders: Dazu gehört, gerecht, anständig, redlich zu sein. In der Mitarbeiterführung und im hektischen Klinikalltag ist das sicherlich nicht immer einfach, aber eine faire Grundhaltung sollte für jede Führungskraft elementar sein:

Fairness heißt

- dem Mitarbeiter unbedingt die Chance zu geben, bei aufkommenden Problemen und/oder Gerüchten selbst und direkt Stellung zu beziehen und damit Vorverurteilungen oder einem gefilterten Informationsfluss anderer vorzubeugen, insbesondere nach einem Feedback über »Hören und Sagen«.
- den Erklärungen zuzuhören.
- sich selber zu hinterfragen: Wurde der Mitarbeiter von der Pflegeleitung wirklich ausreichend befähigt, diese Arbeit zu übernehmen?
- finanzielle Mittel zum Beispiel für Fort- und Weiterbildungen gerecht zu verteilen und alle Teammitglieder einzubeziehen, wenn es um entsprechende Maßnahmen geht.

> Der Grundgedanke des Führungsprinzips Fairness besteht darin, eigene Sympathien und Antipathien gegenüber Mitarbeitern nicht zum Impulsgeber des Führungshandelns werden zu lassen. Fairness hat jeder Mitarbeiter in jeder Situation verdient.

4.1.6   Respekt, Wertschätzung, Achtsamkeit

Begriffe, die immer wichtiger werden. Wer sich nicht wertgeschätzt und geachtet fühlt, verliert irgendwann den Zugang zum Team und zur Leitung. Hinter den drei Begriffen Respekt, Wertschätzung und Achtsamkeit verbirgt sich immer zuerst die eigene innere Haltung.

>»Wertschätzung ist eine Grundhaltung des respektvollen Annehmens – sich selbst und anderen gegenüber. Man bezieht ein und grenzt nicht aus. Man nimmt die eigenen Bedürfnisse und die des anderen an. Wertschätzung schafft eine Kultur der Begegnung, in der die Fähigkeiten und Fertigkeiten aller Beteiligten wahrgenommen und gebraucht werden. In allen gesellschaftlichen Bereichen, öffentlich wie privat, scheint Wertschätzung der Schlüssel zu einem aufmerksameren und harmonischeren Umgang miteinander. Wertschätzung ist eine der größten Herausforderungen der Gegenwart. Wertschätzung muss erfahren werden.« (Zitat: Marcel Klotz, zertifizierter Salestrainer und Coach).

In ihrem Ursprung sind die Begriffe ein säkularisierter Ausdruck des Bibelzitats »Liebe deinen Nächsten wie dich selbst.« Denn nur wer im Umgang mit sich selbst respektvoll, wertschätzend und achtsam ist, kann dies auch im Umgang mit seinen Mitarbeitern sein.

Die Begriffe sind vertraut – heute mehr denn je. Achtsamkeit mit sich und anderen ist ein oft bemühtes Wort, wenn auch in den Alltag nicht immer leicht zu integrieren. Achtsamkeit kann auch bedeuten, zunächst eine unpopuläre Entscheidung zu treffen. Eine Führungskraft ist achtsam, wenn sie beispielsweise die Überlastung eines Mitarbeiters erkennt und – unter vier Augen – anspricht. Dazu gehören auch unangenehme Themen wie private Probleme, Alkohol- oder Drogenmissbrauch und mangelnde Hygiene. Vielleicht im ersten Schritt eher unbehaglich, in der Konsequenz aber zielführend und damit lösungsorientiert.

Wertschätzung in kleinen Gesten bewirkt viel: Ein nicht vergessener Geburtstag, ein überraschend mitgebrachter Kuchen fürs Team (»Einfach nur so: Wir haben so viele Äpfel im Garten, ich dachte, ich mache euch mal eine Freude«), ein ehrliches Dankeschön nach einem langen Tag. Viele Rituale sind leider verloren gegangen oder lassen sich nicht mehr einfach in den Arbeitsalltag integrieren. Aber hin und wieder sollte dafür Platz sein: Wenn nicht jeder Geburtstag gefeiert werden kann, veranstalten Sie beispielsweise quartalsweise ein »Sammelfrühstück«. Die jeweiligen Geburtstagskinder sind eingeladen, alle anderen tragen etwas zu einem gemeinsamen

Essen bei. Jeder bringt etwas mit – das belastet finanziell nicht nennenswert, sorgt für Überraschungen und macht Spaß.

Am Ende dieser großen Wörter Respekt, Wertschätzung und Anerkennung steht der erste Satz des ersten Artikels unseres Grundgesetzes: »Die Würde des Menschen ist unantastbar.« Auch wenn wir es im Alltag manchmal vergessen: Nur wer respektvoll mit seinen Mitmenschen umgeht, achtet auch ihre Würde. Und das wiederum führt zu einem respektvollen und achtsamen Miteinander.

Es lohnt sich, die sechs Führungsprinzipien zu reflektieren und sie sogar schriftlich festzuhalten. Im Klinikalltag ist es hilfreich, sich an ihnen zu orientieren, sich regelmäßig auf sie zu besinnen und das eigene Verhalten immer wieder mit ihnen abzugleichen. Auf diese Weise wird das Führungshandeln nicht der Beliebigkeit überlassen, sondern erhält einen für alle verlässlichen Rahmen.

5   Führung und Macht

»Willst du den Charakter eines Menschen erkennen, so gib ihm Macht«
Abraham Lincoln, Amerikanischer Präsident (1809–1865)

Allein das Wort »Macht« löst unterschiedlichste Emotionen aus.
Die Definition ist einfach, der Umgang damit nicht. Der Duden erklärt Macht so: »Mit dem Besitz einer politischen, gesellschaftli-
chen, öffentlichen Stellung und Funktion verbundene Befugnisse,
Möglichkeiten oder Freiheiten, über Menschen und Verhältnisse
zu bestimmen und Herrschaft auszuüben.«

Macht ist gesellschaftlich immer noch eher von Männern in
»mächtigen« Positionen geprägt: Machtherrschaft, Machtübernah-
me, Machtspiele haben einen fahlen Beigeschmack und wenig mit
einer demokratischen Grundeinstellung zu tun. Gerade in Klinik-
strukturen sind es oftmals Chefärzte, die Macht ausüben und ein
strenges Regime führen. Das führt zu Angst und Unwillen im
Team – und in der Folge zu einer hohen Fluktuation. Es gibt Abteilungen, die »berühmt-berüchtigt« sind und Chefärzte mit einem
hohen Personalverbrauch. Pflegeleitungen haben deshalb gerade
auf solchen Stationen eine besondere Verantwortung.

Der Soziologe Heinrich Popitz formuliert es so: »Macht ist om-
nipräsent, eindringend in soziale Beziehungen jeden Gehalts: sie
steckt überall drin« (1992). Dieses Zitat zeigt deutlich, wie selbstverständlich das Vorhandensein von Macht das gesamte soziale Miteinander prägt: Eltern üben Macht gegenüber ihren Kindern aus,
Männer gegen Frauen, Streikende gegen Arbeitgeber, starke Schüler
gegen Schwächere, Pflegekräfte gegen Patienten, Pflegeleitungen
gegen Pflegekräfte – und umgekehrt. Die Liste der Beispiele ist end-
los.

Worte wie Machtmissbrauch und Machtlosigkeit beschreiben Situationen, die für betroffene Menschen meist unerträglich sind, weil sie zu Unfreiheit und Unterdrückung führen. Deshalb ist mit der Übernahme einer Führungsposition auch der verantwortliche Umgang mit der dazugewonnen Macht zu hinterfragen, für sich selbst zu definieren und zu lernen.

Frauen, immer noch die Mehrzahl der Beschäftigten in der Pflegebranche, gehen mit dem Thema eher zögerlich um. Oder, um die Frauenrechtlerin, Journalistin und Autorin Alice Schwarzer zu zitieren: »Männer brüsten sich mit der Macht – Frauen entschuldigen sich dafür«(2003).

Trotz allem gilt, die neue Macht, die zu den Grundvoraussetzungen einer Führungsposition zählt, verantwortlich auszufüllen. Dazu gehören in erster Linie Kompetenz, Authentizität und Konsequenz – und gelegentlich auch Autorität, die nicht aggressiv, sondern als deutliche Stellungnahme interpretiert wird.

Wer erstmals in der Rolle einer Führungsverantwortung ist, bekommt nicht nur mehr Verantwortung, sondern spürt auch Gegenwind. Dann reicht es nicht, sich hinter einem Lächeln zu verstecken, wenn es schwierig wird, Kollegen Widerstände leisten, die neue Leitungsposition von den ehemaligen Kollegen nicht akzeptiert wird, Chefärzte nicht zuhören. Es gibt unzählige Beispiele, die im Alltag einer Führungskraft machtvolles Handeln erfordern. Auf der anderen Seite vereinfacht es auch vieles: Wer ein Machtwort spricht, kann eine lästige Diskussion beenden. Auf Dauer – ohne die Gegenargumente zu hören und zu verstehen – wäre das zu einfach und unfair. In der Konsequenz könnte das schon ein Zeichen für Machtmissbrauch sein.

Menschen in Führungspositionen haben Einfluss auf ihre Mitarbeiter – die Macht ist somit fließend. Allerdings sollten Machtanspruch und -ausübung nur das Instrument sein, die Aufgaben entlang des Führungskreislaufes (▶ Kap. 7, Abb. 1) auszuüben.

Die Herausforderung besteht darin, mit der Macht und den damit verbunden Möglichkeiten sorgsam aber konsequent umzugehen. Es kann nicht gewünscht sein, dass Mitarbeiter Angst vor der Willkür oder Ungerechtigkeit einer Pflegeleitung haben.

Deshalb hier einige Hinweise zum verantwortlichen Umgang mit der Macht:

- Ziele, Aufgaben und Zuständigkeiten werden klar und transparent geregelt.
- Die Umsetzung der vereinbarten Ziele, Aufgaben und Zuständigkeiten wird beobachtet und regelmäßig abgefragt bzw. kontrolliert.
- Fragen müssen geklärt, Probleme gelöst und Mitarbeiter befähigt werden, vereinbarte Ziele, Aufgaben und Zuständigkeiten zu erreichen und zu bewältigen.
- Regelmäßige positive und auch negative Feedbacks geben, in beide Richtungen.
- Muss während einer fordernden beruflichen Situation ein »Machtwort« gesprochen werden, ist es sinnvoll, die Entscheidung im Nachhinein nochmals zu erklären und ggf. zu reflektieren.

Wenn das Wort Macht definiert wird als Orientierung, Sinn und Halt, verliert es den negativen Beigeschmack und bekommt den Sinn und die Wertigkeit, welche nicht nur elementar, sondern auch von der Klinikleitung gewünscht sind. Eine verantwortliche Leitungsfunktion ist eng gekoppelt an die Rolle im Umgang mit Macht. Dazu gehören auch die Transparenz in der Führungsrolle und das Zulassen von Kritik an der eigenen Person.

Was aber, wenn Machtmissbrauch trotz allem stattfindet? In diesen Fällen hilft nur die stufenweise Anwendung folgender Maßnahmen:

- Feedback an den richtigen Stellen geben, denn oft sind es Unklarheit, Druck oder die eigene Unsicherheit, die zu scheinbarem Machtmissbrauch führen.
- Allianzen bilden, sich mit Kollegen zusammenschließen und gemeinsam an übergeordneter Stelle Aufmerksamkeit erregen (nach »oben« eskalieren).

- Und nie vergessen: auch die kleinsten, jüngsten und stillen Mitarbeiter haben Macht! Denn ohne sie, die täglich fleißig, sorgsam, ruhig und verlässlich ihrer Arbeit nachgehen, wären Chefs nur eins: nutzlos.

Der richtige Umgang mit Macht verlangt ein hohes Maß an Verantwortungsbewusstsein. Wer sich ohne Berührungsängste oder Allmachtfantasien mit ihr auseinandersetzt und Macht als einen Bestandteil der eigenen Führungsrolle reflektiert, vollzieht den ersten Schritt, um zu erkennen, welche Dosis und welche Mittel die richtigen sind. Denn: Macht konsequent angewendet, kann zu Machtmissbrauch führen – und das macht langfristig machtlos. Es ist nur eine Frage der Zeit.

6   Loyalität

In der Arbeit am Patienten sollte es für Mitarbeiter der Pflege und für Ärzte kein »ICH«, sondern immer nur ein »WIR« geben.

Wenn ein Team gemeinsam handelt, ist auch Loyalität ein Thema. Grundsätzlich ist ein Arbeitnehmer quasi schon per Vertrag zur Loyalität verpflichtet. Dazu zählen Begriffe wie Verschwiegenheit und Ehrlichkeit. Aber eine Unterschrift ist Pflicht, eine Überzeugung dagegen die Kür. Loyalität bedeutet, vertrauensvoll zu einer Gruppe zu stehen, auch wenn die Meinungen nicht immer geteilt werden.

Im Klinikalltag erwartet die Pflegeleitung ein loyales Verhalten von ihren Pflegekräften und von der Pflegedirektion, der Chefarzt von seinen Oberärzten und umgekehrt. Wer loyal ist, schwatzt nicht hinterm Rücken oder trägt Konflikte nach außen, sondern zeigt sich einheitlich als Team. Das bedeutet keinesfalls, Probleme nicht auszudiskutieren und Entscheidungen zu hinterfragen! Aber am Ende muss das große Ganze stimmig sein und sich für alle gut anfühlen.

Loyalität ist kein »Kadavergehorsam«, sondern die innere Überzeugung, Teil eines funktionierenden Ganzen zu sein. Auch wenn gelegentlich Missstimmungen dazu führen, dass sich Mitarbeiter streiten oder uneins sind: Unterm Strich kann nur loyal sein, wer die Ideen, Visionen und Aufgaben seines Unternehmens, seiner Abteilung, seiner Aufgaben ernst nimmt und ein Stück weit auch lebt.

Wer einer loyalen Gruppe vorstehen möchte, muss folgendes beachten:

• Loyalität funktioniert niemals nur in eine Richtung; wer sie fordert, muss selbst gleichfalls loyal sein. Einseitige Loyalität ist bei genauer Betrachtung kaum mehr als bloße Unterordnung.

- Loyalität setzt Verantwortung voraus – für das eigene Handeln und das seiner Mitarbeiter. Loyalität ohne eigene Verantwortung führt lediglich zur Unterwerfung. Für Leitungskräfte heißt das, ihre Auffassung von Loyalität mit ihrem Verständnis von Verantwortung in Einklang zu bringen.
- Loyalität entsteht auf der Basis von Vertrauen und nicht durch Druck oder Zwang. An einem Arbeitsplatz, an dem die Mitarbeiter denjenigen vertrauen, für die sie arbeiten, entsteht Loyalität. Sie zeigt sich auf unterschiedliche Weise: Identifikation, Leistungsbereitschaft, Verlässlichkeit, Integrität und Engagement gehören dazu.
- Loyalität erfordert Zivilcourage. Speziell in schwierigen Situationen ist Loyalität ein entscheidender Wert. Auch unter Druck oder bei Widerstand loyal zu bleiben, setzt Entschlossenheit und Haltung voraus.

> Die Gefahr illoyalen Verhaltens ist dort am größten, wo Menschen sich nicht wertgeschätzt und anerkannt fühlen und stattdessen Desinteresse und Enttäuschungen erleben. Sie vermissen Fairness und Bindung – die Abwanderung in die Illoyalität erscheint ihnen als logische Konsequenz.

6.1 Wie entwickelt sich Loyalität in der Klinik?

Zufriedene Mitarbeiter sind in der Regel auch loyal. Wer sich wertgeschätzt und fair behandelt fühlt und weiß, dass er fester Bestandteil eines Teams ist, hat es leichter, sich auch in schwierigen Situationen loyal zu verhalten. Das klingt in der Theorie einfach – in der Praxis ist es für jede Führungskraft auf allen Ebenen eines Gesundheitsbetriebes immer wieder eine große Herausforderung. Gefordert sind Klinikleitung, Chefärzte, leitende Oberärzte und Pflegeleitungen. Es gilt, eine gemeinsame Führungskultur zu entwickeln und vor allem zu praktizieren, die Begriffe wie »Service und Zuwendung« auf allen Ebenen beinhaltet. Gemeinsame Werte, die auch umgesetzt und gelebt werden, machen die Klinik zu einem attraktiven Arbeitgeber. Ist die Grundlage einer solchen Führungskultur im Alltag gegeben, kann sich eine breit aufgestellte Loyalität entwickeln.

6.2   Loyalitätskonflikte

Für jeden einzelnen – egal ob Führungskraft oder Mitarbeiter – können sich Loyalitätskonflikte entwickeln:

- Mit sich und dem eigenen Gewissen,
- mit Kollegen,
- zwischen verschiedenen Hierarchiestufen.

Pflegeleitungen müssen sich daher von Fall zu Fall die Frage stellen, auf wen sich ihr Loyalitätsanspruch konkret bezieht: auf das eigene Gewissen, auf ihre Mitarbeiter oder die Pflegedirektion? Gerade in Krisen oder bei Entscheidungen, die grundlegende Veränderungen bewirken, kann es zu konkreten Loyalitätskonflikten kommen, wie das nachfolgende Beispiel zeigt.

In der Geburtshilfeabteilung des Krankenhauses A sind die Entbindungszahlen seit einiger Zeit leicht rückläufig. Die Klinik hat kürzlich die Abteilung erheblich modernisiert. Die Klinikleitung entwickelt die Strategie, mit der Geburtshilfe des benachbarten Krankenhauses B zu kooperieren. Dort stagnieren die Geburtenzahlen ebenfalls, jedoch ist die Abteilung kleiner und weit weniger modern. Eine Fusion erscheint den Leitungen beider Häuser als zukunftsweisendes Konzept.

Als Folge müsste die unmoderne Geburtshilfe in Haus B geschlossen und ein paar Schlüsselkräfte von Klinik A übernommen werden. Hier müssten die Mitarbeiter mit nur gering erhöhtem Stellenschlüssel ca. ein Drittel mehr Entbindungen bewältigen. Obgleich die Pflegeleitung der Klinik A die Kooperation befürwortet, entsteht für sie ein Loyalitätskonflikt: Einerseits bleibt ihr kaum eine Wahl, wenn die wirtschaftliche Not abgewendet und die dauerhafte Auslastung der modernisierten Geburtshilfe gesichert werden sollen. Andererseits möchte sie gegenüber ihren Mitarbeitern die unpopuläre Entscheidung nicht vertreten.

Für die Pflegeleitung ist die Versuchung groß, ihren Mitarbeitern die Veränderung als eine Entscheidung der Klinikleitung zu präsentieren, die sie nun lediglich ausführen muss. Doch es ist ein Irrglaube, sich auf diese Weise die Loyalität der Mitarbeiter verschaffen zu können.

Eine Pflegeleitung ist ohne Zweifel dem Klinikdirektorium verpflichtet, trotzdem gilt es immer wieder zu beachten, nicht ausschließlich als »Sprachrohr« der Klinikleitung wahrgenommen zu werden. Es muss erlaubt und gewünscht sein, Meinungen zu haben und sie angstfrei zu äußern – selbst wenn am Ende doch eine andere Entscheidung getroffen wird.

Grundsätzlich gilt, im Gespräch, im Zimmer mit der eigenen Leitungskraft, sollte immer gerungen werden können um die beste Lösung bzw. Entscheidung. Außerhalb des geschützten Raumes, vor Patienten, Angehörigen und unbeteiligten Kollegen, wird dann »mit einer Stimme« gesprochen. Das wirkt souverän und sicher.

6.3   Loyalität und Macht

Unterschwellig scheint, dass die Forderungen nach Loyalität auf den Anspruch nach Machtausübungen beruht. Pflegeleitungen, die allein aufgrund ihrer Position Loyalität einfordern, ersticken jede Kritik, jedes Aufdecken von Fehlverhalten und jeden Verbesserungsvorschlag bereits im Ansatz.

Sie erzeugen eine Atmosphäre, in der es dauerhaft keine Akteure, sondern nur noch stumme Teilnehmer gibt. Wer in einem solchen Umfeld gravierende Missstände aufdeckt, benötigt Courage, denn schnell wird er als »Nestbeschmutzer« geächtet und ausgegrenzt. Doch das Gegenteil ist der Fall: Wer Missstände aufdeckt, wendet Schaden ab und verhält sich somit loyal gegenüber Kollegen und Klinik.

Eine Wahrheit kann unbequem sein – aber damit ist sie noch lange nicht illoyal!

Es gehört zu den Aufgaben von Pflegeleitungen, sowohl mit ihren Vorgesetzten als auch mit ihren Mitarbeitern zu diskutieren, wie Loyalität konkret gestaltet sein soll und wo Loyalitätsgrenzen liegen. Das gilt insbesondere dann, wenn es um Vertrauensverhältnisse wie zwischen Pflege- und Stationsleitung geht.

> Wichtig ist vor allem, wie grundsätzlich mit Fehlern und Erfolgen umgegangen wird. Dafür gibt es drei einfache Regeln:
>
> 1. Leitungskräfte übernehmen nach außen Verantwortung für die Fehler ihrer Mitarbeiter. Im Innenverhältnis werden Fehler angesprochen. Vom Verursacher wird alles getan, um solche Fehler künftig zu vermeiden.
> 2. Leitungskräfte vertuschen ihre Fehler nicht, sondern geben sie zu und schieben sie niemals ihren Mitarbeitern in die Schuhe.
> 3. Leistungskräfte schmücken sich niemals mit den Erfolgen ihrer Mitarbeiter.

Letztendlich gibt es in der Pflege kein »ICH«, sondern nur ein »WIR«.

»Wir« haben eine Veränderung geschafft, »wir« haben das Tagespensum erfüllt, »wir« stehen füreinander ein, wenn es Probleme gibt. Eine Pflegeleitung, die es schafft, ein echtes Wir-Gefühl zu vermitteln, wird auch keine Probleme mit der Loyalität ihres Teams haben. Loyalität und das gute Gefühl, gemeinsam für ein Projekt einzustehen, sind der Kitt, der funktionierende Teams zusammenhält und sie gemeinsam den stressigen Arbeitsalltag bewältigen lässt.

Es lohnt sich also, darüber nachzudenken, wie diese vermeintlich selbstverständliche Verhaltensweise innerhalb des eigenen Verantwortungsbereichs ausgestaltet sein soll. Dazu gehört auch, die eigenen Loyalitätsprinzipien regelmäßig auf den Prüfstand zu stellen.

7   Führungsaufgaben

In Anlehnung an Wunderer, Grunwald und Moldenhauers Führungslehre lässt sich der Begriff »Führung« wie folgt definieren: »Führung ist eine soziale Interaktion mit absichtlicher Einflussnahme von Personen auf andere Personen zur Erfüllung gemeinsamer Aufgaben in arbeitsanteilig strukturierten Unternehmen mit dem Zweck der Erreichung der gesetzten Ziele.«

In der Praxis bedeutet das formal, dass eine Führungskraft eine leitende Stellung in einer Klinik inne hat. Ihre Aufgabe ist es, mit einem Team/den Mitarbeitern bestimmte Ziele zu erreichen und Ergebnisse zu erzielen bzw. spezifische Dienstleistungen zu erbringen.

Die konkreten Führungsaufgaben, die sich aus dieser formalen Beschreibung ableiten lassen, stellt der Führungskreislauf (▶ Abb. 1) dar.

Der Führungskreislauf beschreibt die Schritte, die nacheinander und kontinuierlich erforderlich sind, um Mitarbeiter und Teams aktiv und wirkungsvoll zu führen:

- Ziele, Aufgaben, Zuständigkeiten klar regeln und vereinbaren.
- Die Umsetzung der vereinbarten Ziele, Aufgaben, Zuständigkeiten beobachten und kontrollieren.
- Fragen klären, Probleme lösen und gleichzeitig die Mitarbeiter befähigen, die vereinbarten Ziele, Aufgaben, Zuständigkeiten zu erreichen und zu bewältigen.
- Feedback (positiv und negativ) geben und nehmen.

Diese Schritte des Führungskreislaufs markieren die originären Aufgaben wirksamer Leitungskräfte. Ein konsequentes Umsetzen ist die Basis aktiven Führungshandelns und ein unbedingtes Muss.

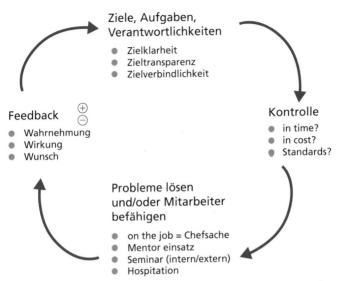

Abb. 1: Der Führungskreislauf, oder: Was jeder Mitarbeiter braucht, unabhängig vom Reifegrad

Im Zentrum stehen Kommunikation, Information und Koordination – sie sind zwingend erforderlich, um der Führungsaufgabe gerecht zu werden. Dazu kommen die Souveränität durch berufliche Erfahrung, eine damit verbundene Gelassenheit und ein lösungsorientiertes Denken und Handeln.

Aus der Bedeutung des Führungskreislaufs und der Umsetzung seiner Einzelschritte resultiert ein grundlegender Aspekt, der im hektischen Klinikalltag häufig unterschätzt wird: Führung braucht Zeit – Zeit für Gespräche, Information und Koordination.

Leitungskraft zu sein heißt, sich immer wieder die eigene Führungsrolle und die mit ihr verbundene Vorbildfunktion bewusst zu machen. Nur wer seinen Mitarbeitern Wertschätzung, Respekt und Achtung entgegenbringt, ist glaubwürdig und damit langfristig in der Lage, auf deren Verhalten Einfluss zu nehmen.

7.1 Im Spannungsfeld zwischen Fach- und Führungsaufgaben

Wer führen will, muss delegieren lernen: Überdurchschnittliche Fachkompetenz ist in der Regel der Grund für den Aufstieg in eine Leitungsposition. Doch um die neue leitende Position auszufüllen und zeitlich bewältigen zu können, ist es wichtig, sich von einigen Fachaufgaben zu lösen und stattdessen Führungsaufgaben zu übernehmen. Je weiter der Aufstieg in der Hierarchie, umso mehr nehmen Führungsaufgaben zu. Fachaufgaben haben mehr strategischen Charakter oder konzentrieren sich auf spezielle Tätigkeiten, wie die Abbildung zeigt (▶ Abb. 2).

> Diese Führungsaufgaben im Alltag als Zeitblöcke fest zu verankern erfordert gegenüber Mitarbeitern und eigener Leitungsfunktion Mut.

Insbesondere Pflegekräfte, die zum ersten Mal Führungsverantwortung übernehmen, müssen reflektieren, wie sich ihre Aufgaben aufgrund des Positionswechsels verändern.

Sie unterliegen häufig der Fehleinschätzung, Fachaufgaben zu große Bedeutung beizumessen in der Annahme, auf allen Fachgebieten kompetenter sein zu müssen als ihre Mitarbeiter (Hofbauer & Kauer 2012). Zudem können sie sicher sein, dass sie fachlich überzeugen und ihnen so jederzeit Bestätigung sicher ist, was sie bezüglich der Qualität in ihrer Führung der Mitarbeiter nicht unbedingt erwarten.

Es kommt immer wieder vor, dass sich beförderte Pflegekräfte in Tätigkeiten stürzen, die ihnen vertraut sind und so am wenigsten konfliktfähig erscheinen. In der Folge bleibt dann allerdings zu wenig Zeit für die Führungsaufgaben.

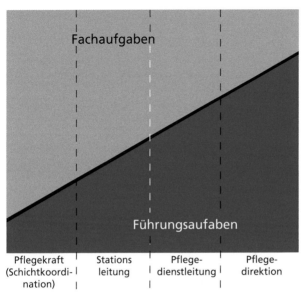

Pflegekraft (Schichtkoordi- nation)	Stations leitung	Pflege- dienstleitung	Pflege- direktion

Abb. 2: Entwicklung von Verantwortlichkeiten – Das Verhältnis von Fach- und Führungsaufgaben je nach Leitungsposition

7.2 Feedback-Kultur

In der Hektik des Klinikalltags findet zwar durchaus ein Informationsaustausch auf fachlicher Ebene statt, doch regelmäßige Feedback-Gespräche, die den Mitarbeitern fachliche und soziale Orientierung bezüglich ihres Reifegrades geben, kommen oft zu kurz.

Dabei ist gerade eine funktionierende Feedback-Kultur, die alle Mitglieder des Teams einbezieht, für die Mitarbeiterführung und -entwicklung unverzichtbar: Die Mitarbeiter erfahren, wo sie stehen, sie müssen nicht darüber spekulieren, wie sie und ihre Leistungen wahrgenommen werden und erhalten gleichzeitig die Chance, sich zu entwickeln.

In der Praxis wird jedoch häufig kein Feedback gegeben oder es fällt zu knapp oder zu destruktiv aus. Oftmals suchen Führungskräfte nur dann das Gespräch, wenn tatsächlich etwas Negatives passiert ist. Verstärkt wird diese Entwicklung auch durch den »Flurfunk«, etwa in Form von Drohungen wie »Der Chef wird sicherlich noch mit Dir reden« oder »Das wird Konsequenzen haben«. Das ist für Mitarbeiter in höchstem Maße verunsichernd.

Umso wichtiger ist es daher für Leitungskräfte, schnell, direkt und konkret zu reagieren und sowohl positives und negatives Feedback zu geben. Nur so sorgen sie im Team für Transparenz und Vertrauen und geben dem »Flurfunk« keine Chance.

Für jedes Feedback-Gespräch gilt es zu bedenken, dass beim Gegenüber unter Umständen nicht das ankommt, was ursprünglich beabsichtigt war. Schließlich muss das, was gesagt wurde, nicht das sein, was der Gesprächspartner verstanden hat und schon gar nicht das, was eigentlich gemeint war.

Den Kern eines jeden Feedback-Gesprächs bilden gelungene Ich-Botschaften, die deutlich die Wahrnehmungen, Wirkungen und Wünsche aus der eigenen Sicht beschreiben (in Anlehnung an Schulz von Thun).

- *Wahrnehmung: »Ich habe wahrgenommen, dass ...«*
  Anfangs muss über eine sachliche Beschreibung der Situation eine gemeinsame Basis gefunden werden. Stellen sie sicher, dass der Gesprächsteilnehmer die gleichen Informationen, Zahlen, Daten, Fakten hat, auf einem Wissensstand mit Ihnen ist und unter den Begrifflichkeiten auch Gleiches versteht.
- *Wirkung: »Es hat mich geärgert, dass ...«*
  Es geht nicht darum, mit den Fingern auf andere zu zeigen und ihnen Vorwürfe zu machen, sondern deutlich klarzustellen, welche Gefühle, Irritationen, Enttäuschungen oder Ärger durch das Verhalten des Anderen bei einem selber ausgelöst werden. Man redet also über die eigenen Gefühle. Damit wird der andere nicht zwangsläufig in eine defensive Position gedrängt, sondern über die eigene Betroffenheit und Empathie eine Nähe hergestellt, die zielführender Probleme lösen kann.

- *Wunsch: »Ich wünsche mir von Ihnen, dass …«*
  Erst wenn alle vorangegangenen Schritte geklärt sind, kann ein entsprechender Wunsch formuliert werden, der kurz-, mittel- oder langfristig die Erwartungen an den Gesprächspartner beinhaltet.

Ziel muss sein, über Ich-Botschaften konstruktive Kritik zu üben, die am Ende zu einer für alle Seiten zufriedenstellenden Lösung führt.

In einem Feedback-Gespräch spielt aktives Zuhören eine wichtige Rolle. Droht das Gespräch aufgrund extrem negativer Reaktionen eines Gesprächspartners aus dem Ruder zu laufen, können durch aktives Zuhören Spannungen aufgelöst werden. Wichtige Instrumente hierfür sind:

- innere Haltung (»Ich will mein Gegenüber verstehen.«)
- offene, positive und zugewandte Körpersprache
- mit eigenen Worten zusammenfassen
- Fragen stellen (Wer fragt, führt.)
- emotionale Gesprächsinhalte verbalisieren
- Absprachen treffen
- Perspektiven aufzeigen

Ein geübter Feedback-Geber verzichtet auf Verurteilungen oder verallgemeinernde Abrechnungen und achtet darauf, dass der Empfänger sein Gesicht nicht verliert. Ein erfahrener Feedback-Nehmer hingegen wertet die Rückmeldung nicht als Angriff und verschanzt sich nicht hinter Rechtfertigungen und Begründungen. Stattdessen nimmt er das Feedback dankend entgegen und entscheidet nach einer Denkpause, was er davon annehmen möchte.

> Feedback ist ein wichtiges Führungsinstrument, dessen idealtypische Form Max Frisch treffend beschrieben hat: »Wenn Du jemanden Rückmeldung gibst, schlage sie ihm nicht wie einen nassen Lappen um die Ohren, sondern halte sie ihm wie einen Mantel hin, in den er hineinschlüpfen kann.«

7.3 Partnerschaftliche Kommunikation im Klinikalltag

Leitungskräfte, die in ihrem Team eine Besprechungsroutine etablieren, die auf partnerschaftlichem Dialog basiert, entlasten sich damit enorm: Sie sorgen für Information, Transparenz und Identifikation. Eine solche Besprechungsroutine stützt sich auf folgende Grundpfeiler:

1. *Bewerbungsgespräche*
2. *Probezeit-Endgespräche*
3. *Anlassbezogene Feedback-Gespräche*
4. *Kritikgespräche*
5. *Jour-fixe/Vier-Augen-Gespräche* für kurze Feedbacks, kurzfristige Veränderungen, kurz- und mittelfriste Ziele, Hemmnisse, Probleme, evtl. auch zur Analyse der Reifegrade.
6. *Zielvereinbarungs- bzw. Mitarbeiterjahresgespräche* zur jährlichen Vereinbarung von Zielen. Sie sind ein zentrales Instrument der Mitarbeiterführung und -entwicklung.
7. *Bleibespräche*, um Mitarbeiter mit Kündigungsabsicht doch noch an das Haus zu binden.
8. *Übergabegespräche* bei Schichtwechsel zum Austausch relevanter Informationen.
9. *Briefing/Debriefing-Gespräche* vor und nach Schichtbeginn. Sie sorgen dafür, dass die Leitungskraft/Schichtkoordinator als präsent und verantwortungsvoll wahrgenommen wird und dass ein Wir-Gefühl im Team entsteht.
10. *Time-out* bei schwierigen Situationen. Sie sind ein Signal, dass dringender Handlungsbedarf besteht.
11. *Team- und Abteilungsgespräche* zur regelmäßigen Information über Themen, die für alle Mitglieder des Teams gleichermaßen relevant sind.
12. *Krankenrückkehrgespräche*, ggf. auch Fehlzeitengespräche aus dem Fürsorgeprinzip heraus, sich für Mitarbeiter zu interessieren und ggf. auch Maßnahmen zu verabreden, die seine Gesundheit erhalten und aufbauen.

13. *Entwicklungsgespräche*, um z. B. Potentiale des Mitarbeiters für Aufgaben mit besonderer Fachverantwortung (z. B. Intensivmedizinische Zusatzqualifikation) oder gar höherer Verantwortung im Führungsbereich (z. B. Stationsleitung) zu thematisieren und entsprechende Maßnahmen zu ergreifen.
14. *Kündigungsgespräche*, um bestenfalls die Gründe und Argumente zu erfassen und ggf. daraus Veränderungen zu diskutieren.

In den Folgebänden wird auf viele der hier aufgezählten Gesprächstypen genauer eingegangen.

8   Führungskompetenzen

Führungskräfte sind so verschieden, wie es Individuen nur sein können. Ihr persönliches Verhaltens- und Persönlichkeitsprofil wirkt sich maßgeblich auf ihre Führungsrolle aus. Ebenso einzigartig sind auch die äußeren Faktoren, die die Rahmenbedingen ihrer Position prägen und beeinflussen.

Zu diesen äußeren Faktoren zählen unter anderem

- die Persönlichkeiten, Kompetenzen und Bedürfnissen der Mitarbeiter,
- die betriebswirtschaftliche Lage,
- die Komplexität der Aufgaben (neu zu entwickeln oder bereits etabliert, Klarheit der Ziele, Komplexität etc.),
- die Rahmenbedingungen und Strukturen (Schnittstellen, Hierarchien),
- die Herangehensweise bei Sondersituationen wie Krisen, Konflikten etc.,
- das gesamte Umfeld (gesundheitspolitische Vorgaben, Wettbewerbssituation, Kultur der Klinik usw.).

Vor diesem Hintergrund wird deutlich, dass es die eine ideale Führungspersönlichkeit, nach der in Stellenanzeigen so häufig gesucht wird, gar nicht geben kann. So verneint auch Management-Forscher Fredmund Malik (Malik 2013) die Existenz der »idealen Führungskraft« und entwirft stattdessen das Bild von der »wirksamen Führungskraft«.

Feststehende Begrifflichkeiten definieren diesen Weg:

Die *Unternehmerkompetenz* beschreibt das Bestreben, im Sinne des ganzen Unternehmens zu denken und zu handeln. Auch wer »nur« einer Station vorsteht, sollte das »große Ganze« im Blick behalten. »Wie im Kleinen, so im Großen« stimmt auch hier: Wer seine Abteilung, sein Team, die Aufgaben und das Budget im Griff hat, die Stimmung der Mitarbeiter kennt, spürt, wann und wo beispielsweise Innovationen und Änderungen nötig sind und stärkt damit das ganze Unternehmen. Denn eine stabile Basis ist die Grundlage für einen stabilen Klinik- bzw. Stationsbetrieb.

Tab. 1: Aspekte der Unternehmerkompetenz

Ergebnisorientierung	Zukunftsorientierung
• Ziel- und Ertragsorientierung • Qualitätsbewusstsein • Bestreben nach kontinuierlicher Verbesserung • Kostenbewusstsein • Konsequenz • Ressourcenmanagement • Behandlungs- und Pflegeziele	• Strategisches Denken/Handeln • Markt- und Patientenorientierung • Mitarbeiterbindung durch Entwicklungsmöglichkeiten • Risikobereitschaft • Initiative • Innovation • Veränderungsmanagement • Verantwortungsbereitschaft

Führen ist mit Flippern am Automaten zu vergleichen: Erst über Impulse entstehen Leistung, Identifikation und Entwicklung. Dieser Satz könnte nahelegen, dass *Führungskompetenz* ein Kinderspiel ist. Es beinhaltet aber so viel mehr, als nur autoritär eine Richtung vorzugeben. Wer führt, sollte bestenfalls Vorbild sein mit allen Konsequenzen, aber auch bei Bedarf »Kante zeigen«, um selber nicht unterzugehen. Fairness und Objektivität, Geduld und Mut sind wichtige Parameter. Sicherlich nicht einfach, aber: Sonst könnte es ja jeder.

Tab. 2: Aspekte der Führungskompetenz

Führungsstärke	Anwendung von Führungs- instrumenten
• Führungsanspruch • Überzeugungskraft • Durchsetzung • Entscheidungskraft, Energie, Mut • konstruktiver Umgang mit Fehlern • Stabilität, Optimismus, Authentizität • Handlungsfähigkeit	• Zielentfaltung und -vereinba- rung • Delegation • Beurteilung der Leistungen und der sozialen Kompetenz • Feedback • Mitarbeiterauswahl und -ent- wicklung • Moderation von Meetings

Die *Sozialkompetenz* beschreibt die »Soft Skills« eines Verhaltens-modells, ohne die kompetente Führung nicht funktioniert. Diese weichen Faktoren machen das Arbeiten und Führen geschmeidiger. Wer immer nur Befehle »bellt«, steht bald allein auf weiter Flur. Wer dagegen team-, kommunikations-, kritik- und konfliktfähig ist, dabei empathisch, offen, transparent und fair, kommt leichter zum Erfolg.

Tab. 3: Aspekte der Sozialkompetenz

Kooperation	Kommunikation
• Netzwerken • Offenheit, Glaubwürdigkeit, Zuverlässigkeit • Wissens- und Informationsaus- tausch • Integrations- und Teamfähig- keit • konstruktiver Umgang mit Konflikten	• formulieren, strukturieren, präsentieren, moderieren • aktiv zuhören • Kontaktfähigkeit • Verhandlungsgeschick • interkulturelle Fähigkeiten • Perspektivwechsel • Konflikte erkennen, anspre- chen, lösen

Die *Fach- und Methodenkompetenz* beschreibt, warum jemand seinen Job als Führungspersönlichkeit bekommen hat: Er weiß, was er tut, hat seine Abteilung im Blick und Ahnung von dem, was auch hinter geschlossenen Türen passiert. Es beinhaltet gleichermaßen auch die Erkenntnis, dass persönlicher Stillstand das Ende der Karriere sein könnte. Weiterbildung und ein offener Geist helfen dagegen beim kontinuierlichen, persönlichen Aufstieg.

Tab. 4: Aspekte der Fach- und Methodenkompetenz

Erfahrungsbreite	Wissenstiefe
• Überblick • interdisziplinäres und vernetztes Denken • Flexibilität • Projekt-/Qualitäts-/Strategiemanagement	• Spezialwissen, anerkanntes Expertenwissen • Kontinuierliche Lernbereitschaft • Analytische und interkulturelle Fähigkeiten

Selbstverständlich verfügt kaum eine Leitungskraft von Anfang an über alle genannten Kompetenzen, die je nach Anforderungsprofil unterschiedlich ausgeprägt sein müssen. Im Verlauf der Entwicklung zu einer wirksamen Führungskraft ist es jedoch wichtig, die eigenen Kompetenzen in regelmäßigen Abständen vor dem Hintergrund dieser Matrix zu reflektieren und weiterzuentwickeln.

9   Führungsstile

Theoretisch scheint in Kliniken und Krankenhäusern Einigkeit darüber zu herrschen, dass ein autoritärer Führungsstil längst nicht mehr zeitgemäß ist. Im Vordergrund stehen vielmehr die Aspekte Mitarbeiterbindung und -motivation, wertschätzendes und zugewandtes Führungshandeln, Sinn zu vermitteln über das formulieren von gemeinsamen Zielen und das Selbstwertgefühl der Teammitglieder zu stärken.

Glaubt man jedoch den zahlreichen Klagen von Pflegekräften, so scheinen sich diese Erkenntnisse bislang nicht flächendeckend durchgesetzt zu haben. Viele Mitarbeiter beklagen noch immer einen zu autoritären und rückwärtsgewandten Führungsstil – insbesondere im Umgang mit Chefärzten.

Was aber charakterisiert einen zeitgemäßen Führungsstil in der Praxis und gibt es überhaupt den einen »richtigen« Führungsstil?

Ein Führungsstil zeichnet sich aus durch die charakteristische Art, in der die Führungsaufgaben bewältigt werden und wird von folgenden Faktoren beeinflusst:

• Charakter
• Individueller Weltanschauung, Haltung und Werten
• Blick auf andere Individuen (Menschenbild)
• Stress-Resistenzen

Davon ausgehend, dass das Profil der Führungsposition von unterschiedlichen Faktoren beeinflusst wird (▶ Kap. 3 »Anforderungen an Leitungskräfte«), haben verschiedene Führungsstile durchaus ihre Berechtigung. Je nach Situation kann und muss eine Führungspersönlichkeit zwischen unterschiedlichen Führungsstilen variieren.

An die Situation angepasstes Führungshandeln darf jedoch keinesfalls mit Inkonsequenz verwechselt werden, sondern spricht für eine hohe Flexibilität. Inkonsequenz führt zu schlechter Stimmung und Minderleistung und schließlich zu Krankenstand und Fluktuation.

Zur Unterscheidung der Führungsstile gibt es verschiedenste Ansätze. Mit der Kenntnis über Führungsstile und deren Hauptmerkmale lässt sich

- das eigene Führungshandeln besser reflektieren,
- die Reaktion der Mitarbeiter auf das eigene Führungshandeln einschätzen,
- der situativ angemessene Führungsstil leichter erkennen.

Die traditionellen Führungsstile gehen auf die Analysen des Sozialforschers Kurt Lewin zurück, die er in den 1930er Jahren vorgenommen hat. Er ging den Fragen nach, was eine Führungskraft macht, wie sie handelt und in welchem Zusammenhang ihr Verhalten mit der Zufriedenheit und der Leistung der Mitarbeiter steht (Lewin 1939). Vor diesem Hintergrund beschrieb er den autoritären Führungsstil, den kooperativen Führungsstil und den Laissez-faire-Führungsstil.

9.1 Mitarbeiterorientierung und Ergebnisorientierung

Verschiedene Führungsstilmodelle gehen von einem zweidimensionalen Ansatz aus und verbinden die beiden Faktoren Mitarbeiterorientierung und Ergebnisorientierung. Diese stehen zueinander in Beziehung. Je höher die Ausprägung in beiden Dimensionen ist, umso wirksamer ist eine Führungskraft (▶ Abb. 3).

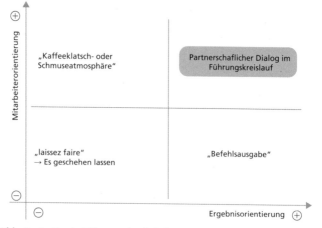

Abb. 3: Optimale Führung durch Balance von Mitarbeiter- und Ergebnisorientierung

Wenig Führungshandeln

Der Führungsaufwand ist gering, weder die Mitarbeiter noch das
Ergebnis stehen im Fokus der Aufmerksamkeit der Führungskraft.
Das Prinzip des »Einfach-laufen-Lassen« führt im Extremfall zu einem Stil des laissez faire, der jedoch im definierten Sinn kein Führungsstil ist. Denn eine Leitungskraft, die ihre Leute einfach nur
machen lässt, führt sie nicht. Laissez faire resultiert häufig aus Unsicherheit oder Unkenntnis. Manche Leitungskräfte gehen davon
aus, dass ihr Team kaum Führung braucht. Sie setzen vieles als
selbstverständlich voraus und wundern sich dann, dass es nicht
läuft. Dahinter steckt zum einen die Annahme, dass alle im Team
einen so hohen Reifegrad haben, dass sie keine Führung brauchen.
Zum anderen aber auch die Furcht, bei einigen Teammitgliedern
anzuecken. Insbesondere Pflegeleitungen, die aus den eigenen Reihen befördert wurden, haben häufig Hemmungen, gegenüber ehemaligen Kollegen als Führungskraft aufzutreten und glauben, mit
einer Laissez-faire-Haltung reibungsfrei durch den Klinikalltag zu
kommen.

Rücksichtsvolle Aufmerksamkeit

Aufgrund der hohen Mitarbeiterorientierung und der Rücksichtnahme auf die Bedürfnisse der Mitarbeiter entsteht eine angenehme Arbeitsatmosphäre, bei der allerdings ggf. die Ergebnisziele vernachlässigt werden. Im Extrem mündet dieser Führungsstil in einer »Kaffeeklatsch- oder Schmuseatmosphäre«. Besonders problematisch wird es, wenn Veränderungen anstehen, Krisen- oder Notfallsituationen bewältigt oder unpopuläre Entscheidungen, die zum Beispiel von der Geschäftsführung getroffen wurden, durchgesetzt werden müssen. Dann stößt ein solcher Führungsstil schnell an seine Grenzen.

Direktives Führungshandeln

Die Effizienz der Handlungen und Prozesse steht im Vordergrund, die Rücksichtnahme auf persönliche Faktoren der Mitarbeiter ist gering. Werden Anweisungen gegeben, ohne das Gespräch oder den Austausch mit den Mitarbeitern zu suchen, handelt es sich im Extremfall um bloße »Befehlsausgabe«. Für Leitungskräfte, die sehr direktiv führen, haben die Fachkompetenz und Ergebnisorientierung eine so große Bedeutung, dass ihr Führungsverhalten für sie gar keine Rolle spielt. Sie setzen voraus, allein durch den direktiven Führungsstil gute Ergebnisse zu erzielen. Diesem Ziel ordnen sie alles unter und erwarten Gleiches auch von ihren Teammitgliedern. An die Außenwirkung ihres Verhaltens denken sie häufig nicht. Allein in Notfallsituationen oder bei krisenhaften Entwicklungen birgt ein autoritärer Führungsstil auch Chancen. Bei solchen kurzfristigen Ereignissen können klare und unmissverständlich Ansagen der Pflegeleitung dem Team die benötigte Sicherheit geben.

Partnerschaftlicher Dialog im Führungskreislauf

Aufgrund des ausgewogenen Verhältnisses zwischen Mitarbeiter- und Ergebnisorientierung entsteht eine hohe Arbeitsleistung. Die Basis dafür ist partnerschaftlicher Dialog auf Grundlage des Führungskreislaufs (► Kap. 7 »Führungsaufgaben«) – gekennzeichnet von Zielvereinbarung statt Zielsetzung, Konsens statt Konflikt, Dialog statt Monolog.

> Das Führungsverhalten von Leitungskräften bewegt sich immer im Spannungsfeld zwischen Mitarbeiterorientierung und Ergebnisorientierung. Wer ausschließlich mitarbeiterorientiert führt, neigt dazu, eine »Schmuseatmosphäre« herzustellen. Wer hingegen stark ergebnisorientiert handelt, wird schnell zum Vorgesetzten, der nur Befehle austeilt. Pflegeleitungen, die sowohl ihre Mitarbeiter als auch die Ergebnisse im Blick behalten, führen in einem partnerschaftlichen Dialog. Die Grundlage dafür bilden Gespräche. Sie sind das einzige Instrument, das ihnen zur Verfügung steht, um Mitarbeitern ihre Ziele, Aufgaben und Zuständigkeiten zu vermitteln.

9.2 Differenzierter Führungsansatz auf Basis des Reifegradmodells

Eine wichtige Weiterentwicklung des oben skizzierten zweidimensionalen Führungsstilmodells ist der differenzierte Reifegradansatz, der in den 1980er Jahren von den Wissenschaftlern Paul Hersey und Kenneth Blanchard erarbeitet wurde. Er fordert Führungskräfte auf, ihren Führungsstil an den Reifegrad der Mitarbeiter – bezogen auf die jeweilige Aufgabe – anzupassen. Mit dem Satz »Ungleiche Wesen gleich zu behandeln, ist nicht Gerechtigkeit, sondern Gleichmacherei« (Blanchard & Zigarmi 1995), lässt sich die Grundüberlegung dieses Ansatzes zusammenfassen. Werden Mitarbeiter nicht entsprechend ihrer Reife in Bezug auf ihre Arbeitsaufgabe geführt, kann sie das einerseits überfordern, wenn sie zu früh zu selbstständig arbeiten sollen. Andererseits können Unzufriedenheit oder Demotivation entstehen, wenn sie bereits sehr eigenständig sind, aber nicht selbstständig arbeiten dürfen. Differenziertes Führungsverhalten basiert im Klinikalltag auf drei Schritten – formuliert analog zum Klinikvokabular:

1. *Untersuchung:* Definieren und beschreiben der Aufgabe.
2. *Diagnose:* Ermitteln und einschätzen des Reifegrades des Mitarbeiters für diese Aufgabe.
3. *Intervention:* Das an den ermittelten Reifegrad angepasste Führungsverhalten wird ausgewählt, mit dem Mitarbeiter abgestimmt und angewendet.

Dieser Dreisatz kommt der Behandlungsfolge für einen Patienten im Klinikalltag nahe und gilt für Pflegekräfte genauso wie für Ärzte.

9.2.1 Das Reifegradmodell

Der Reifegrad ergibt sich aus dem Zusammenspiel von Motivation, Selbstvertrauen, Fachwissen und Erfahrung. Aufgrund der Ausprägung von niedrig bis hoch ergeben sie vier Grundformen (▶ Abb. 4):

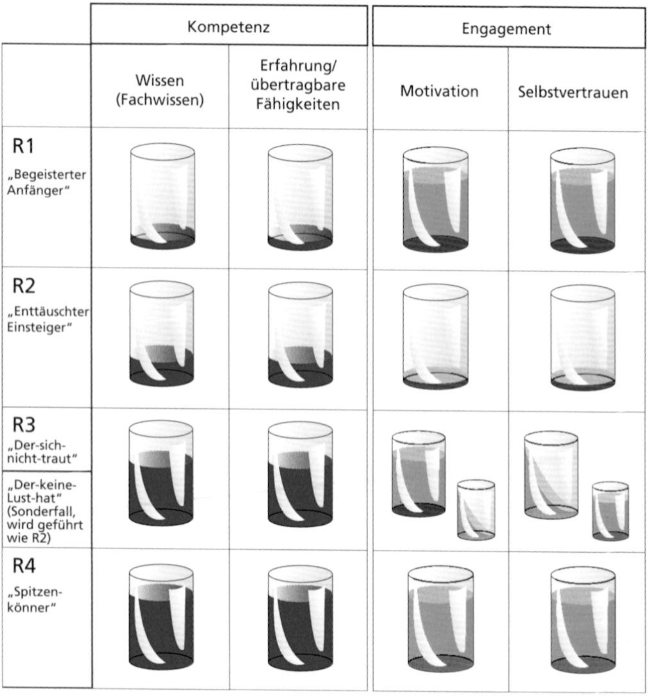

	Kompetenz		Engagement	
	Wissen (Fachwissen)	Erfahrung/ übertragbare Fähigkeiten	Motivation	Selbstvertrauen
R1 „Begeisterter Anfänger"				
R2 „Enttäuschter Einsteiger"				
R3 „Der-sich- nicht-traut" „Der-keine- Lust-hat" (Sonderfall, wird geführt wie R2)				
R4 „Spitzen- könner"				

Abb. 4: Differenziert führen durch das Gespräch – Das Bechermodell der Reifegrade

Je nach Reifegrad haben Mitarbeiter unterschiedliche Bedürfnisse an das Führungsverhalten ihres Vorgesetzten. Diese verschiedenartigen Bedürfnisse sind von folgenden Hauptmerkmalen gekennzeichnet (in Anlehnung an Kenneth Blanchards Führungsstile):

- Ein Mitarbeiter im Reifegrad 1 ist oftmals »blutiger Anfänger«, aber hoch motiviert. Um ihn zu fördern, zu leiten und zu unterstützen, muss er »dirigiert« werden. Kurz und knapp heißt das, er braucht:

- Akzeptanz, Begeisterung und Einbeziehung der übertragbaren Fähigkeiten.
- Richtlinien darüber, wie gute Arbeit aussieht.
- Informationen darüber, wie Leistung beurteilt wird.
- Informationen über die Aufgabe und das Unternehmen.
- Training on the Job
- Aktionspläne: Anweisung über das Wie, Wann und mit Wem
- Zeitvorgaben und Prioritätensetzung
- Einschränkungen und Begrenzungen von Autorität und Verantwortlichkeit
- Regelmäßige Check-ups, Kontrollen und Feedback

- Ein Mitarbeiter in Reifegrad 2, »der enttäuschte Einsteiger«, braucht eine Doppelstrategie und wird »trainiert«: Hier geht es nicht mehr um das »Ob«, sondern um das »Wie«. Mit dem Satz »Ich rede mit Ihnen nicht mehr über das Ob«, decken wir klar die Ergebnisorientierung ab und weisen ihn an, die Aufgabe auszuführen. Mit dem Teilsatz »nur noch über das Wie« fahren wir die unterstützende Führungsleistung nach oben. In der Kombination liegt die optimale Führungsqualität.
  - Perspektive, Ausblick
  - Kooperation und Autorität im Gleichklang
  - Die Möglichkeit zu lernen
  - Erklärungen über das Warum
  - Möglichkeiten, über Bedenken zu reden
  - Beteiligung an Entscheidungsfindungen und Problemlösung
  - Ermutigung
  - Enge Begleitung und engmaschige Kontrollen

- Ein Mitarbeiter in Reifegrad 3, »der Der-sich-nicht-Traut«, ist inzwischen fachlich gut aufgestellt, aber noch nicht immer in allen Handlungen sicher. Er braucht einen erreichbaren Mentor oder Coach.
  - Möglichkeiten, über Bedenken zu reden.
  - Unterstützung und Ermutigung bei der Entwicklung von Problemlösungsfähigkeiten.
  - Hilfe bei der objektiven Betrachtung seiner Fertigkeiten, um Selbstvertrauen aufzubauen.
  - Beseitigung von Hindernissen bei der Zielerreichung.

    – Zutrauen, zum Beispiel über die Analyse eines »Worst Case«, den er befürchtet oder in Erinnerung an frühere Erfolge.

> In manchen Fällen kann beim Reifegrad 3 statt dem Selbstvertrauen die Motivation schwanken: Er oder sie haben einfach keine Lust. Diese Mitarbeiter brauchen dann ebenfalls die enge Führung nach der Doppelstrategie des Reifegrads 2 und werden trainiert.

- Ein Mitarbeiter in Reifegrad 4, »ein Spitzenkönner«, ist fit auf allen Ebenen. Er verfügt über Wissen, Erfahrung und Motivation. Hier geht es in der Führung viel mehr um das Delegieren. Er braucht
  - vielfältige und herausfordernde Aufgaben,
  - eine Führungskraft, die eher Mentor und Kollege als Chef ist,
  - Anerkennung für Erreichtes,
  - Selbstständigkeit und Kompetenz,
  - Vertrauen.

Traut sich zum Beispiel eine engagierte und kompetente Pflegefachkraft nicht zu, eine neue, ihr zugedachte Aufgabe zu übernehmen, muss sie entsprechend gecoacht werden. Ein zur Selbstüberschätzung neigender Berufsanfänger braucht vermutlich eher strikte Anweisungen, die verhindern, dass er über das Ziel hinausschießt, bevor man ihn an die neue Aufgabe heranlässt.

9.3   Die Analyse des Reifegrades

Die Analyse der unterschiedlichen Reifegrade eines Mitarbeiters, immer bezogen auf jede seiner Aufgaben, erfolgt immer im persönlichen Dialog. Das kann ein zwischendurch geführtes Vier-Augen-

Gespräch oder das jährliche Zielvereinbarungs- bzw. Mitarbeiterjahresgespräches sein. Bei der Reifegradanalyse geht es in erster Linie darum, wie vorhandene Stärken genutzt und gestärkt werden können und nicht nur wie vielfach angenommen – um die Ermittlung und Beseitigung von Schwächen. Die Analyse des Reifegrades verfolgt zwei zentrale Ziele:

1. Die Stärken des Mitarbeiters zu erkennen.
2. Die Stärken mit der Aufgabe in Übereinstimmung zu bringen.

Bei der Erhebung des Reifegrades spielt die Beurteilung des von der Leitungskraft im täglichen Arbeitshandeln beobachteten Fachwissens eine wichtige Rolle. Zusätzlich unterstützen folgende Fragen die Reifegradanalyse:

1. Schlüsselfragen:
   Was brauchen Sie von mir, damit Sie …
   – diese Aufgabe erfolgreich umsetzen können? Oder:
   – dieses Ziel erreichen können?
2. Fragen zu den Reifegradfaktoren
   Fachwissen/Information
   – Welche Informationen brauchen Sie von mir?
   – Welches Fachwissen brauchen Sie von mir?
   Erfahrungen/übertragbare Fähigkeiten
   – Welche Erfahrungen können Sie nutzen?
   – Welche übertragbaren Fähigkeiten können Sie nutzen?
   Motivation
   – Wie viel Spaß, Freude und Lust haben Sie an dieser Aufgabe?
   – Wie viel Spaß, Freude und Lust haben Sie, dieses Ziel zu erreichen?
   Selbstvertrauen
   – Inwieweit trauen Sie es sich zu, diese Aufgabe zu erledigen?
   – Inwieweit trauen Sie es sich zu, dieses Ziel zu erreichen?

Die Analyse der Reifegrade nimmt vorhandene Stärken in den Fokus. Nur wenn sie zur Arbeitsaufgabe passen, lässt sich im Idealfall ein Mitarbeiter in Reifegrad 1 zu einem Spitzenkönner in Reifegrad 4 entwickeln. Aber diese Position hält nicht zwingend ein ganzes Berufsleben. Auch ein Spitzenkönner kann evtl. wieder in den Reifegrad 2 fallen, wenn ihm beispielsweise die Motivation verloren geht. Daraus folgt: keine Leistung ist selbstverständlich. Achten Sie auf das Verhalten Ihrer Mitarbeiter.

9.4 Führungsstile in Beziehung setzen

Wer wirksam führt, orientiert sich immer am Reifegrad seiner Mitarbeiter in Bezug auf die jeweiligen Aufgaben. Dabei gilt es, kooperatives/kollegiales und autoritäres Führungsverhalten immer in Beziehung zueinander zu setzen. So ist ein kooperativer Führungsstil gekennzeichnet von folgenden Attributen: präsent und ansprechbar sein, Interesse zeigen, zuhören, versuchen zu verstehen, Probleme lösen. Ein autoritärer Führungsstil zeichnet sich aus durch Verhaltensweisen wie planen, strukturieren, organisieren, anweisen.

Alles sind wichtige Eigenschaften für die Führung von Mitarbeitern, aber nicht in jeder Situation und für jedes Teammitglied. Je besser Pflegeleitungen die Reifegrade ihrer Mitarbeiter für die unterschiedlichen Aufgaben einschätzen können, umso wirksamer sind sie in der Lage, ihr Team berechenbar und vor allem differenziert zu führen: Der begeisterte Anfänger wird dirigiert, der enttäuschte Einsteiger trainiert, Der-sich-nicht-Traut gecoacht und der Spitzenkönner delegiert.

10   Führen über das Gespräch

»Die ganze Kunst der Sprache besteht darin, verstanden zu werden.«
(Konfuzius, 551–479 v. Chr.)

Das sicherste Mittel für Leitungskräfte zur differenzierten und möglichst eindeutigen Kommunikation ist das persönliche Gespräch. Im Umkehrschluss heißt das: Keine Kommunikation, keine Führung. Denn nur der regelmäßige mündliche Austausch sichert die notwendige Weitergabe von Informationen über

- Prozesse,
- Abläufe und Strukturen,
- Probleme und Schwachstellen,
- Stand der Zielerreichung.

Gespräche geben den Mitarbeitern Orientierung, Klarheit und sorgen so für Identifikation mit der Aufgabe und letztlich der Klinik.

10.1   Bindungsanalyse

Der Begriff der Bindung nach René Spitz (1887–1947), einem erfolgreichen österreichisch-amerikanischem Psychoanalytiker und Säuglingsforscher, erklärt die enge Bindung zwischen einer Mutter und ihrem Kind und wie sie entsteht. Dabei interpretiert die Mutter die Signale des Säuglings, das Baby interpretiert die Signale der Mutter – beide schwingen sich aufeinander ein, eine enge Bindung entsteht. Eine ähnliche Form der Bindung gibt es auch zwischen Führungskräften und Mitarbeitern. Diese besondere Bindung ist eine Mischung aus Engagement, Fachwissen, Vertrauen und Kontakthäufigkeit. Bindung ist dabei zu verstehen als ein »Bindungsfaden« zwischen Menschen. Der dünnste ist der »Spinnfaden«. An ihm arbeiten wir so lange, bis daraus symbolisch erst ein »Nähgarn«, dann ein »Paketband«, ein kleiner Tampen und am Ende dann ein Schiffstau wird – dieses steht in seiner Stabilität für die stärkste Bindung zwischen Führungskraft und Mitarbeiter: Man verständigt sich per Augenzwinkern, kann sich gut leiden, ist sich nahe. Im Alltag kann es allerdings immer wieder mal passieren, dass uns diese Bindungsfäden durch die Hände rauschen und am Ende nur noch der dünne Spinnfaden bleibt, was die Zusammenarbeit und das Vertrauen erschwert.

Mit der Bindungsanalyse gibt es für Führungskräfte die Möglichkeit zu analysieren, wie eng – als Momentaufnahme – die Bindung zu den Mitarbeitern ist. Auf der inneren Laufbahn ist sie am stärksten (Schiffstau), auf der mittleren noch okay (Paketband), auf der äußeren Laufbahn erleben Führungskräfte ihre Mitarbeiter oft nur noch als »sperrig« – es besteht nur noch ein hauchdünner »Spinnfaden« zwischen ihnen. In Bildern gesprochen »schwebt« der Mitarbeiter wie Major Tom durch den Weltraum und ist kaum mehr erreichbar.

Damit Leitungskräfte ihre ohnehin knappe Führungszeit gezielter einsetzen können, empfiehlt sich in der Praxis der Einsatz des Modells dieser Bindungsanalyse (▶ Abb. 5). Leitungskräfte können sehr leicht und schnell die Nähe bzw. den Abstand zwischen ihnen und den einzelnen Mitgliedern ihres Teams bestimmen. Sie visualisieren so, um welche Mitarbeiter sie sich intensiver bzw. weniger intensiv kümmern müssen: Je weiter abseits ein Mitarbeiter steht, umso verstärkter muss die Leitungskraft mit ihm ins Gespräch kommen.

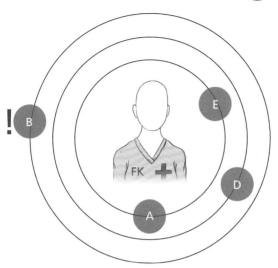

Teammitglied:

A _____

B _____

C _____

D _____

E _____

Abb. 5: Die Bindungsanalyse

10.2 Zielvereinbarungs- und Mitarbeiterjahresgespräche

Zielvereinbarungs- bzw. Mitarbeiterjahresgespräche mit Pflege-kräften haben sich noch immer nicht flächendeckend und in ver-lässlicher Kontinuität durchgesetzt. Damit bleiben ein wichtiges Führungsinstrument und ein wichtiger Meilenstein einer dialog-orientierten Zusammenarbeit zwischen Leitungskräften und Mit-arbeitern ungenutzt. Das ist insbesondere in Zeiten akuten Pflege-kräftemangels nicht mehr zeitgemäß und kontraproduktiv. Gerade Zielvereinbarungs- bzw. Mitarbeiterjahresgespräche bieten die her-ausragende Chance, die Mitarbeiter stärker in das Klinikgeschehen einzubinden und ihre Eigeninitiative und ihr Verantwortungsbe-wusstsein auszubauen: Sie kennen die wesentlichen Ziele ihrer Kli-nik bzw. Abteilung, wissen, welchen konkreten Beitrag sie zum Er-reichen des Gesamtziels leisten und konzentrieren ihre Kräfte auf das Wesentliche.

Zielvereinbarungs- bzw. Mitarbeiterjahresgespräche sind auch eine Zusammenfassung vieler Feedback-Gespräche, die im Laufe des Jahres geführt wurden. Keinesfalls dürfen sie dazu missbraucht werden, die Fehler der vergangenen Monate aufzulisten und mit dem Mitarbeiter »abzurechnen«. Zielvereinbarungs- bzw. Mitarbei-terjahresgespräche umfassen im Wesentlichen folgende Bausteine:

1. Perspektiven und Zufriedenheit am Arbeitsplatz
2. Erreichte Ziele und Aufgaben
3. Zukünftige Ziele und Aufgaben
4. Maßnahmen zur Erhaltung und Entwicklung der fachlichen und mentalen Leistungsfähigkeit
5. Feedback-Runde
   – zur grundsätzlichen Zusammenarbeit von Führungskraft und Mitarbeiter
   – zum Gespräch

Um Zielvereinbarungs- bzw. Mitarbeiterjahresgespräche flächende-ckend in der ganzen Klinik als glaubhaftes Führungsinstrument zu etablieren, ist es wichtig, alle Hierarchiestufen einzubinden und die Gespräche »top-down« zu führen, z. B. Geschäftsführung → Pflege-direktion → Pflegeleitung → Pflegekraft.

In Fällen der klinikweiten Etablierung sind sie mitbestimmungs-pflichtig, d. h. sie werden anhand eines einheitlichen Gesprächsleit-fadens geführt bzw. dokumentiert, der im Einvernehmen mit dem Personalrat bzw. der Mitarbeitervertretung entwickelt wurde. In Fällen, in denen Mitarbeitergespräche nicht klinikweit etabliert sind, können sie von Leitungskräften dennoch als informelles Füh-rungsinstrument genutzt werden und auf einem »weißen Blatt« dokumentiert werden.

Mit jedem Mitarbeiter wird pro Jahr ein Zielvereinbarungs-bzw. Mitarbeiterjahresgespräch geführt – im Idealfall gegen Ende des Kalenderjahres. Der Termin wird im Vorfeld abgestimmt. Ziel-vereinbarungsgespräche – für deren Dauer etwa 90 Minuten stö-rungsfreie Zeit eingeplant werden sollte – unterscheiden sich deut-lich von anderen, informellen Gesprächen.

Nach vier Monaten findet ein Review-Gespräch (20 bis 30 Minu-ten) statt, in dem die Zielerreichung überprüft wird und ggf. neue Ziele vereinbart werden. Regelmäßige Vier-Augen-Gespräche (10 bis 15 Minuten) informieren über Etappenziele, eventuelle Hemmnisse oder Erfolge.

Zielvereinbarungs- bzw. Mitarbeiterjahresgespräche werden vom disziplinarischen Vorgesetzten geführt. Mit seiner Gesprächsvorbe-reitung und dem sicheren Umgang mit diesem Führungsinstrument trägt er wesentlich zum Gelingen des Gespräches bei. Aber auch der Mitarbeiter muss sich vorbereiten, anderenfalls wird das Gespräch abgebrochen und auf einen späteren Termin verschoben. Hilfreich ist dabei eine Checkliste, die der Einladung zum Gespräch beiliegen sollte.

Beim strukturierten Ablauf von Zielvereinbarungs- bzw. Mitar-beiterjahresgesprächen können Gesprächsunterlagen unterstützen, die in einigen Kliniken bereits standardmäßig eingesetzt werden. Sie umfassen im Wesentlichen:

Vorbereitungsbogen: Er dient einerseits als schriftliche Einladung zum bereits vereinbarten Termin, zum anderen beschreibt er alle Themen und Fragen, die im Gesprächsverlauf erörtert werden. Um dem Mitarbeiter die ausreichende Vorbereitung zu ermöglichen, sollte er spätestens eine Woche vor dem Gespräch übermittelt werden.

Gesprächsleitfaden: Er umfasst alle Themenbereiche und dient gleichzeitig als Protokollbogen.

Diese Unterlagen bilden die Basis jeden Zielvereinbarungs- bzw. Mitarbeiterjahresgespräches. Sie werden an die klinikspezifischen Erfordernisse angepasst und dienen beiden Seiten zur Gesprächsvorbereitung, -strukturierung und -dokumentation.

Der Erfolg eines Zielvereinbarungsgesprächs hängt entscheidend davon ab, ob es gelingt, die Klinikziele deutlich und begreifbar zu machen und sie im Aufgabenspektrum des Mitarbeiters konkret zu verankern. Abhängig von seinem Reifegrad hat der Mitarbeiter die Möglichkeiten, seine künftigen Ziele mitzubestimmen, er kennt seinen Arbeitsplatz am besten. Die Leitungskraft hingegen weiß um die übergreifenden Erwartungen an das Aufgabengebiet und lässt diese erläuternd einfließen.

Gesprächseckpunkte und Vereinbarungen werden in Abstimmung mit dem Mitarbeiter schriftlich im Protokollbogen fixiert – ebenso eventuelle Meinungsverschiedenheiten. Am Ende des Gesprächs bringen die Gesprächspartner mit ihrer Unterschrift die Vollständigkeit und Richtigkeit ihrer Aussagen zum Ausdruck; der Mitarbeiter erhält eine Kopie des Protokollbogens. Dieser Protokollbogen dient beiden Gesprächspartnern als Arbeitsmittel bei der Verfolgung der abgestimmten Ziele und Aufgaben sowie zur Vorbereitung auf folgende Gespräche.

Zielvereinbarungs- bzw. Mitarbeiterjahresgespräche ziehen konstruktive Bilanz, sind weder eine Abrechnung über die Verfehlungen der vergangenen Monate noch ersetzen sie den intensiven Dialog im Klinikalltag.

11 Mitarbeiterführung in der Praxis

11.1 Neu in der Leitungsposition

Die Übernahme einer Leitungsposition sollte ein Grund zur Freude sein und als Chance wahrgenommen werden. Damit die Übernahme der neuen Aufgaben auch gelingt und der Aufstieg hält, was er verspricht, ist es wichtig, den Start systematisch zu gestalten.

Obwohl Wechsel auf der Leitungsebene zum Klinikalltag gehören, bergen sie immer wieder Überraschungen: Die ungeahnte Loyalität der Mitarbeiter gegenüber der scheidenden Leitungskraft erschwert die Einarbeitung, bei einer Beförderung aus den eigenen Reihen kann es zu Spannungen mit den ehemaligen Kolleginnen und Kollegen kommen, ein Teammitglied ist der Meinung, dass ihm die Leitungsposition zugestanden hätte und feindet die neue Leitungskraft deshalb an. Egal welche konkreten Herausforderungen auf eine neue Leitungskraft zukommen, die Erwartungen an sie sind in der Regel hoch und häufig auch widersprüchlich.

Welche typischen Fallstricke gibt es bei einem Wechsel in eine Leitungsposition? Was sind die ersten Aufgaben und wichtigsten Botschaften an die neuen Mitarbeiter und Kollegen? Wer sich und seinem neuen Umfeld den Einstieg in die Position erheblich erleichtern will, der zeigt jederzeit Respekt vor den Leistungen seines Vorgängers und des Teams. Ein simpler, aber wirkungsvoller Gedanke hilft, den hohen Erwartungsdruck zu mildern: »Das Team hätte auch ohne mich noch eine ganze Weile einen guten Job gemacht.«

Wie erfolgreich die Übernahme der neuen Position verläuft, hängt stark davon ab, ob es der neuen Leitungskraft gelingt, dem Wechsel ein eigenes Profil zu geben. Führungswechsel, die mit einer Chance für Veränderungen verbunden sein sollen, erfordern die Bündelung der Kräfte auf eine gemeinsame Vision. Gelingt es der oder dem Neuen, nach einer überschaubaren Zeit eine Art Ziel-Landkarte zu entwerfen, mit der die nötigen Ressourcen mobilisiert werden können, sind die Weichen für einen erfolgreichen Führungswechsel gestellt.

> Die Übernahme einer neuen Führungsposition bzw. ein Führungswechsel gelingt dann erfolgreich, wenn die Menschen gewonnen werden, mit denen man in Zukunft zu tun hat – und nicht durch das Brillieren mit der eigenen Fachlichkeit.

11.2   Vom Mitarbeiter zum Vorgesetzten

Ein besonderer Weg in eine Leitungsposition ist der sogenannte »Kaminaufstieg«, also die Beförderung aus den Reihen des eigenen Teams. Er ist in der Pflege immer häufiger anzutreffen: Aufgrund ihrer Fachkompetenz wird eine Pflegekraft auserkoren, eine frei gewordene Vorgesetztenposition auszufüllen.

Was ist auf den ersten Blick folgerichtig klingt, kann in der Praxis oft konfliktpotential enthalten: Die ehemals gleichgestellten Kollegen könnten Diensteinweisungen als übergrifflich werten, während die neue Führungskraft möglicherweise verunsichert ist und sich zunächst nicht traut, sich durchzusetzen. Eben noch Kollege, müssen nun Mitarbeiter geführt werden. Unter Umständen hat die Person in der Klinik eine Entwicklung vollzogen, die nicht immer gradlinig verlief. »Ausgerechnet X soll uns jetzt führen, wo gerade die/der früher doch immer …«, ist eine Reaktion, die gar nicht selten ist. Möglicherweise erwarten die ehemaligen Kollegen auch, dass die neue Leitungskraft – wie früher auch – ein guter Kumpel ist und vielleicht schon mal ein Auge zudrücken wird.

Umso wichtiger ist daher für eine aus den eigenen Reihen rekrutierte Leitungskraft die offizielle »Inthronisation« durch ihren Vorgesetzten. Hierbei handelt es sich nicht etwa um eine Nebensächlichkeit. Vielmehr ist ein derartiger offizieller Akt sowohl wichtiges Signal für das Team als auch eine notwendige Hilfestellung für die neue Leitungskraft, um sich vom alten Team erfolgreich abnabeln zu können. Die neue Rolle wird damit für alle Mitarbeiter deutlich und sichtbar, sodass es ihnen leichter fällt, sich von alten bzw. falschen Erwartungen an ihre neue Leitungskraft zu lösen.

Zudem empfiehlt sich ein so genanntes »Abnabelungsgespräch« mit allen ehemaligen Kollegen, vor allem aber mit jenen, die sich eventuell gleichfalls um die neue Position beworben haben. Hierbei klärt der neue Chef seine Position und bittet um Loyalität und Verständnis, wenn er bei Entscheidungen künftig das letzte Wort haben wird.

Was sind die typischen Fehler und Erfolgsfaktoren, auf die es bei einem Wechsel in eine neue Leitungsposition zu achten gilt?

Häufige Fehler:

- Konzentration auf »Schwachstellen«
- voreiliges Ziehen von Rückschlüssen
- zu viele und zu ehrgeizige Ziele
- Übernahme von Zeitdruck
- heimliche Konkurrenz durch Vorgänger oder Mitbewerber
- starkes Betonen von (schnellen) Veränderungen
- Vernachlässigung der persönlichen Vernetzung innerhalb der Klinik und der Station/Abteilung zugunsten der Bewältigung drängender Probleme

Erfolgsfaktoren:

- Zeit nehmen für eine ausführliche Beobachtung und ganzheitliche Analyse der neuen Position und der Ausgangssituation
- kein »blinder« Aktionismus
- Vermittlung von Sicherheit und Anerkennung

- Kennenlernen der Mitarbeiter und des Zusammenspiels im Team
- Entwicklung von Schlüsselbeziehungen
- Management der Erwartungen
- Entwicklung einer kommunizierbaren Vision
- ausgewogenes Verhältnis zwischen Stabilität und Bewahrung

Ein Führungswechsel ist kein 100-Meter-Sprint, sondern ein Marathon. Alles braucht seine Zeit und eine gute Vorbereitung – dann erreicht man erfolgreich und ohne Verletzungen sein Ziel.

11.3 Im Kräftefeld unterschiedlicher Erwartungen

Die Übernahme einer Leitungsposition ist immer mit hohen Erwartungen verbunden. Die Vorgesetzten verlangen, dass anstehende Probleme gelöst und neue Strategien entwickelt und umgesetzt werden. Mitarbeiter hoffen, dass die/der Neue Verständnis für ihre angespannte Personalsituation entwickelt. Die Patienten wünschen sich, dass sie gut versorgt werden, und die Familie erwartet, dass der neue Job noch Zeit für gemeinsame Aktivitäten lässt. Nicht einfach, mit diesem Erwartungsdruck zurechtzukommen. Im Vorteil ist, wer schnell die realistischen von den unrealistischen Themen trennen kann und bereits Pläne entwirft, bevor er seinen Dienst antritt.

Leitungskräfte, die von außen kommen, sollten versuchen, in ausführlichen Vorgesprächen die Erwartungen und Vorstellungen ihrer Vorgesetzten zu erkunden. Damit verschaffen sie sich einen erheblichen Vorteil gegenüber Führungskräften, die innerhalb der Klinik aufgestiegen sind: Sie sind frei von klinikinternen Sichtweisen und nicht durch alte Verpflichtungen gebunden.

11.4   Schlüsselbeziehungen

Die Beziehungen zu den Vorgesetzten, den Mitarbeitern und den Kollegen haben eine zentrale Bedeutung bei der Übernahme einer neuen Leitungsposition. Aber auch der Umgang mit enttäuschten Mitbewerbern und informellen Führern innerhalb des Teams entscheidet häufig über den Verlauf des Einstiegs in die neue Position. Loyalitäten und Bindungen, Konkurrenz, Verunsicherung und Angst sind die Gefühle, die jeden Wechsel in eine Leitungsposition begleiten – allerdings wird darüber nur selten offen gesprochen.

In der Praxis lassen sich vier unterschiedliche kollektive Verhaltensvarianten beobachten, mit denen Teams ihre neue Leitungskraft willkommen heißen:

Das *glorifizierende* Team: Best practice:
»Ihr Vorgänger war spitze.«
Keine Konkurrenz mit dem Vorgänger anstreben.

»Wir sind die Besten.«
Dem Team muss nicht mit aller Macht das Gegenteil bewiesen werden.

Das *verharrende* Team: Best practice:
»Wir halten zusammen.«
Nicht versuchen, das Team aufzubrechen.

Das *depressive Team*: Best practice:
»Es ist alles schlimm.«
Auf Aufmunterung verzichten.

Um schnell festzustellen, welche Personen im Umfeld der neuen Leitungskraft wichtig sind, hilft die Beantwortung dieser Fragen:

- Wer war in den vergangenen zwei Jahren an wichtigen Entscheidungen beteiligt?
- Wer hat sich bei Konflikten eingeschaltet?
- Wer war in der Übergangsphase an wichtigen Entscheidungen beteiligt?
- Wer hat ein Interesse an der jetzigen Situation?
- Wer würde es als Erster merken, wenn sich etwas verändert?
- Wer würde als Erster eingreifen, wenn nichts Entscheidendes geschieht?
- Wer hat Angst, seine Macht zu verlieren?
- Wer hat Interesse, seine Macht auszubauen?

11.5 Dauerthemen, Stärken und Engpässe identifizieren

Häufig erhalten neue Leitungskräfte die Empfehlung, erst einmal eine Schwachstellen-Analyse zu machen. Genau das ist jedoch die denkbar ungeeignetste Methode, um einen Zugang zu seinem neuen Team zu finden.

> Erfolgreiche Neueinsteiger/-innen fragen ihr Team nach den Stärken und nach dem Know-how, das sich in den vergangenen Jahren entwickelt hat. Sie erkundigen sich nach den Dingen, auf die die Mitarbeiter stolz sind, achten darauf, dass sie erhalten bleiben und eröffnen sich so einen Weg zur konstruktiven Zusammenarbeit.

Vor diesem Hintergrund werden die Probleme identifiziert, die gelöst werden müssen. Dabei gilt, Wichtiges von Unwichtigem und

Lösbares von Unlösbarem zu trennen. Allerdings muss nicht jedes Problem sofort gelöst werden. Im Gegenteil: Vielmehr kommt es darauf an, Dauerthemen als solche zu erkennen, um sich zu Beginn nicht an falscher Stelle zu verausgaben.

Fragen stellen, zuhören, Interesse zeigen. Diese Verhaltensweisen sind weitaus wichtiger als Lösungsvorschläge zu präsentieren, Zusagen zu machen oder Ablehnung zu äußern. Daher empfiehlt es sich, während der ersten Wochen in der neuen Position mit allen Mitarbeitern bzw. Schlüsselpersonen ein Erstgespräch (30 bis 40 Minuten) zu führen und folgende Aspekte anzusprechen:

- Aufgaben und bisherige Entwicklung des Mitarbeiters
- Stand der Klinik aus Sicht des Mitarbeiters
- Wie ist die Klinik in der Region eingebunden (Patienten, Zuweiser, Kooperationspartner, Wettbewerber)?
- Wie sind die Station, die Funktionsbereiche usw. organisiert?
- Zusammenarbeit und Zufriedenheit
- Besprechungen
- Veränderungsprozesse
- Wünsche und Erwartungen des Mitarbeiters

Zusätzlich werden mit einer Potenzialanalyse zunächst die Stärken der Mitarbeiter herausgearbeitet. Anschließend rücken die Engpässe und Dauerthemen in den Fokus.

11.6 Entwicklung einer kommunizierbaren Vision

Erst nach einer sorgfältigen Gesprächs- und Analysephase ist die Entwicklung einer kommunizierbaren Vision ein strategischer Erfolgsfaktor für jede neue Leitungskraft. Ihre Fähigkeit, Ideen zu konkreten Leitbildern und Zielen verdichten zu können, hat eine besondere Bedeutung. Mitarbeiter spüren, ob der/die Neue eine

Vorstellung davon hat, wie die Station/Abteilung in zwei Jahren aussehen soll. Mehr noch, sie wollen diese Vorstellung kennenlernen, um sich mit einer neuen Aufgabe identifizieren zu können. Erfolgreiche Neueinsteiger treten jedoch nicht vor ihr Team und verkünden stolz ihre Vorstellungen. Vielmehr achten Sie darauf, dass sich die neuen Ziele in den vielen Gesprächen, die sie führen, entwickeln.

11.7 Klima – die Basis jeder Veränderung

Noch immer geistert durch viele Kliniken das veraltete Motto »neue Besen kehren gut«. Aber es wird Zeit, diese überholten Mythen zu beerdigen. Die Geschichten der neuen Leitungskraft, die endlich durchgreift, die schnell und entschlossen ohne Rücksicht auf Verluste handelt, sollten nicht länger kolportiert werden.

Komplexe, hochgradig vernetzte Kliniksysteme mit qualifizierten Mitarbeitern, wie man sie heute in fast allen Sparten findet, verlangen ein behutsameres Vorgehen. Hier geht es zunächst darum, ein Organisationsklima zu schaffen, das neue Kraft freisetzt und die Bereitschaft für Veränderungen erzeugt.

Die Vermittlung von Sicherheit und Anerkennung ist eine der zentralen Aufgaben einer Leitungskraft in der ersten Phase einer Positionsübernahme. Deshalb ist es so entscheidend, in Gesprächen und Arbeitsgruppen den Kontakt zu den Mitarbeitern zu suchen, damit auch diese die neue Leitungskraft schnell einschätzen und deren Standards und Ansprüche kennenlernen können. Mitarbeiter müssen wissen, was Neues von ihnen erwartet wird und wie die »Kritikkultur« zukünftig gestaltet wird.

11.8 Aktive Gestaltung der Positionsübernahme

Nach einer ersten Phase der Orientierung in den Sachfragen und dem Kennenlernen der Erwartungen heißt es für die neue Leitungskraft, Ihrem Wechsel ein eigenes Profil zu geben. Auf der Basis der verfügbaren Informationen und der Kenntnis wichtiger Themen werden nun die ersten Schritte der Veränderung bestimmt. In einem Zeitraum zwischen sechs und zwölf Monaten nach der Übernahme der neuen Position wird die gemeinsam entwickelte Klinik-Vision kommuniziert. Es werden neue Strukturen etabliert und Projekte initiiert. Personelle Entscheidung werden getroffen und falls notwendig strategische Schwerpunkte korrigiert. Wichtig ist es, Prioritäten auf der Zeitachse zu setzen und die Balance zwischen Veränderung und Bewahrung zu halten.

Je gravierender die Veränderungen, umso bedeutsamer ist in dieser Phase die Vernetzung in den relevanten Beziehungen. Nur wem es im Vorfeld gelungen ist, durch Fragen und intensives Kennenlernen der Mitarbeiter und Schlüsselpersonen, Akzeptanz zu gewinnen, findet für seine Veränderungsstrategie die notwendige Unterstützung.

> Entscheidend ist aber auch der Umgang mit Hindernissen. Sie bleiben in den seltensten Fällen aus und führen leicht zu Enttäuschungen bei den Mitarbeitern. Hier gilt es, langfristige Ziele zu verfolgen und die notwendigen Korrekturen zu vollziehen.

Diese Grundregeln helfen, die Übernahme einer neuen Leitungsposition aktiv zu gestalten:

1. Relevante Beziehungen entwickeln.
2. Ziele gemeinsam entwickeln bzw. vereinbarte oder gesetzte Ziele erläutern und in einem kommunizierbaren Motto bündeln.
3. Auf Balance zwischen Stabilität und Veränderung achten.
4. Arbeitsschwerpunkte setzen.

5. Sicherheit trotz Wandel vermitteln.
6. Gegen den Widerstand von Mitarbeitern, Kollegen oder gar Vorgesetzten zu arbeiten, ist auf Dauer nicht möglich. Daher immer mit dem Widerstand arbeiten: Bedenken erhören, ernst nehmen, zu verstehen versuchen, lösen.

Erfolgreiche Neulinge in einer Leitungsposition kennzeichnet noch eine weitere Fähigkeit: Sie beherrschen die Sprache der Symbole und Rituale. Zum Beispiel werden sie sich nicht auf den Platz des Vorgängers/der Vorgängerin setzen, wenn sie den noch »trauernden« Mitarbeitern ihren Respekt für dessen geleistete Arbeit vermitteln wollen.

Besonders dann, wenn es darauf ankommt, in relativ kurzer Zeit viele Personen zu erreichen, sind symbolische Handlungen und veränderte Rituale ein kaum zu überbietendes Mittel der Kommunikation. Die offizielle Verabschiedung des Vorgängers/der Vorgängerin oder ein erstes symbolkräftiges arrangiertes Meeting mit der Abteilung, sind Handlungen, denen gerade in der Phase des Übergangs viel Aufmerksamkeit geschenkt wird.

12 Planvolle Einarbeitung neuer Mitarbeiter

Für viele junge Menschen ist der Pflegeberuf inzwischen eher unattraktiv geworden. Ihr Berufsleben als Pflegekraft im Krankenhaus zu verbringen, können sich viele Berufsanfänger nur noch schwer vorstellen: Hohe Arbeitsbelastung, unkomfortable Arbeitszeiten, schlechte Bezahlung und fehlende Vereinbarkeit von Familie und Beruf sind nur einige Gründe für diese Entwicklung. Umso wichtiger ist es für jede Klinik, ein attraktiver Arbeitgeber zur sein, »Energiefresser« aus dem Weg zu räumen, ihren Pflegekräften die Möglichkeit der beruflichen Entwicklung zu bieten und sie so dauerhaft zu binden.

Der erste Schritt in diese Richtung ist die systematische und strukturierte Einarbeitung. Doch genau daran fehlt es in vielen Kliniken. Daher ist es kein Wunder, dass der Idealismus, mit dem viele junge Pflegekräfte ihren ersten Arbeitstag in der Klinik antreten, in der Praxis sehr schnell verfliegen kann. Viele von ihnen beschreiben ihre Anfangszeit in der Klinik folgendermaßen:

- Einarbeitung in fachlicher und organisatorischer Hinsicht findet nicht statt.
- Pflegeleitung und Kollegen sind so überlastet, dass sie kaum ansprechbar sind.
- Es gibt keinen funktionierenden Informationsfluss.
- Eine Teilnahme an Visiten ist kaum möglich.
- Stations- oder Einarbeitungshandbücher sind nicht vorhanden.

Fragt man junge Pflegekräfte, was sie sich stattdessen wünschen, dann stehen die Antworten »informiert sein und ernst genommen werden« sowie »systematische Einarbeitung« an oberster Stelle.

Die erfolgreiche Einarbeitung und die Gewährleistung eines funktionierenden Informationsflusses gehören zu den Aufgaben einer Leitungskraft. Das bedeutet nicht, dass sie dies ausschließlich selbst erledigen und sich ständig um ihre neuen Mitarbeiter kümmern muss. Aber sie sollte in ihrem Verantwortungsbereich die notwendigen Strukturen für die planvolle Einarbeitung und Information verankern und dafür Sorge tragen, dass sie im Arbeitsalltag aktiv eingehalten werden, z. B. die Einplanung des neuen Mitarbeiters on top in der Schicht während der Einarbeitung.

Bewährt hat sich in vielen Kliniken inzwischen die Einrichtung einer interdisziplinär belegten Einarbeitungsstation, auf der Praxisanleiter/-innen jeder Schicht die neuen Mitarbeiter über mindestens sechs Wochen mit dem Klinikinformationssystem (KIS), den Standards/SOPs usw. vertraut machen.

Die Einarbeitungsphase, die nach etwa drei Monaten zu 70 bis 80 Prozent abgeschlossen ist, hat zum Ziel, dass die neue Pflegekraft

- mit den Abläufen und Standards der Abteilung/Station vertraut ist,
- ihr Aufgabenspektrum und ihre Zuständigkeiten kennt,
- den Umgang mit den Geräten beherrscht,
- sich in die Klinik integriert und an sie gebunden fühlt.

Darüber hinaus hat eine strukturierte Einarbeitung wesentlichen Einfluss auf das Image der Abteilung/Station und das der Leitungskraft. Denn motivierte und gut integrierte Mitarbeiter tragen ebenso zur positiven Außenwirkung bei, wie eine geringe Fluktuation.

12.1 Erfolgreiche Einarbeitungsphase

Eine erfolgreiche Einarbeitungsphase umfasst folgende Schritte, die sich im Klinikalltag sehr leicht umsetzen lassen – vorausgesetzt, die Leitungskraft hat die erforderlichen Strukturen geschaffen:

1. Vor dem ersten Arbeitstag werden alle organisatorischen und kaufmännischen Details (Arbeitsvertrag, Zugangscodes, Arbeitsplatz usw.) geregelt. Alle Teammitglieder sind über die Ankunft des/der neuen Kollegen informiert.
2. Neue Mitarbeiter erhalten ein Stationshandbuch, in dem alle Standards, Prozesse und Abläufe sowie alles darüber hinaus Wissenswerte nachvollziehbar niedergeschrieben ist. Die Bedeutung und Handhabung des Stationshandbuchs wird im Einführungsgespräch erläutert. Es liegt als Print- oder Digitalversion vor.
3. Ein strukturierter Einarbeitungsplan für das erste Jahr zeigt dem neuen Teammitglied die Phasen seiner Entwicklung auf und macht ihm jederzeit deutlich, wo es aktuell steht und wie seine Entwicklungsperspektive aussieht.
4. In einem Einführungsgespräch stimmen Stationsleitung und Pflegekraft ihre Erwartungen, Wünsche und Ziele miteinander ab. So kann Missverständnissen und Enttäuschungen bereits im Vorfeld vorgebeugt werden.
5. Der jungen Pflegekraft wird ein Praxisanleiter als Ansprechpartner für organisatorische und fachliche Fragen zur Seite gestellt. Beim Einführungsgespräch ist er ebenfalls dabei. Er begleitet die neue Pflegekraft und entlastet auf diese Weise die Pflegeleitung. Neben der Einarbeitung neuer Mitarbeiter können Praxisanleiter unter Umständen auch für interne Weiterbildungen aller Teammitglieder eingesetzt werden. Dafür müssen sie regelmäßig an relevanten Fortbildungen teilnehmen können, um fachlich auf dem neuesten Stand zu sein und die Station/Abteilung entsprechend weiterentwickeln zu können. Zusätzlich zur fachlichen Kompetenz ist es wichtig, dass ein Praxisanleiter über pädagogisches und kommunikatives Geschick verfügt. Hinzu kommt, dass er der Stationsleitung ebenso wie der Klinik loyal gegenüber eingestellt sein muss.

Generell finden während der Einarbeitungsphase wöchentliche Gespräche (Dauer: ca. 20 Minuten) statt. Sie dienen dazu, sich gegenseitig über Fragen und Probleme zu informieren und der Pflegeleitung alle Optionen, auch bis hin zur Kündigung vor Ablauf der Probezeit, offen zu halten. Gleichzeitig erfährt die neue Pflegekraft, wo sie steht und wie ihre Leistungen bewertet werden. Ein solch enger Kontakt beugt Unsicherheiten auf beiden Seiten vor. Die neue Pflegekraft fühlt sich in der Klinik gut aufgehoben und betreut. Sie ist fachlich und sozial schnell in die Klinik integriert und entwickelt erst gar nicht das Gefühl, allein gelassen oder lästig zu sein.

Ein Zwischengespräch nach drei Monaten, an dem Pflegeleitung und Praxisanleiter teilnehmen, gibt Feedback zur Leistungsentwicklung und zu eventuell vorhandenen Vorbehalten gegenüber dem neuen Teammitglied. Bestehen Zweifel an dessen Eignung, erhält es in diesem Zwischengespräch einen Hinweis auf die Chance zur Fortsetzung oder auf die Beendigung der Zusammenarbeit, falls keine deutliche Verbesserung seines Verhaltens eintritt.

> Nach Abschluss der Probezeit sollten regelmäßige Mitarbeitergespräche stattfinden, in denen unter anderem konkrete Meilensteine für die weitere Entwicklung festgelegt und überprüft werden. Zwischendurch sorgt Feedback immer wieder für Transparenz und eine Einschätzung der Leistung.

Diese einfachen Maßnahmen haben wesentlichen Einfluss auf die Motivation von neuen Pflegekräften. Zudem gewinnt der Arbeitsplatz in der Klinik deutlich an Attraktivität – ein entscheidender Aspekt im Wettlauf um die künftig immer knapper werdenden Pflegekräfte.

12.2 Führen ohne Weisungsbefugnis

In der Regel ist mit einer Führungsaufgabe eine Weisungsbefugnis verbunden, d. h. Leitungskräften stehen disziplinarische Mittel zu Verfügung, um Einfluss auf das Verhalten ihrer Mitarbeiter zu nehmen. Aber im Pflegebereich gibt es auch immer wieder Situationen, in denen Kollegen zwar geführt und angewiesen werden müssen, aber keine eigentliche Weisungsbefugnis haben.

In Projekten und im Umgang mit nicht nachgeordneten Kollegen auf gleicher Ebene kann die eigene Position häufig mit »viel müssen, ohne viel zu dürfen« umschrieben werden. In dieser Rolle ist es eine besondere Herausforderung, sich als Verantwortlicher Anerkennung, Vertrauen und Respekt im eigenen Team und bei Vorgesetzten zu sichern. Oft treten Unsicherheit und Ineffizienz, die Verschiebung von Entscheidungen und verwässerte Erfolgskontrollen auf. Gleichzeitig sind die Erwartung und der Druck groß, ein Projekt auch zum Erfolg zu bringen. Kollegen und Mitarbeitende zu führen und zu überzeugen, ohne direkter disziplinarischer Vorgesetzter zu sein, ist also eine alltägliche Herausforderung.

Positionen, in denen ohne Weisungsbefugnis geführt werden muss, sind meist dadurch gekennzeichnet, dass die Stelleninhaber Experten eines speziellen Fachgebietes sind. Sie werden von ihren Vorgesetzen beauftragt, besondere Fachaufgaben zu übernehmen, andere Mitglieder einer Arbeitsgruppe zu unterweisen oder neue Standards einzuführen. Konkret bedeutet das, gewünschte Ziele umzusetzen, die von der Pflegedirektion oder der Pflegeleitung formuliert wurden – im direkten Dialog und unter Umständen auch in der Konfrontation mit dem Team.

12.3 Voraussetzungen für wirksames laterales Führen

Die Grundvoraussetzung, um diese Funktion auszufüllen, ist eine konkrete Stellen- und Aufgabenbeschreibung, in der auch die Befugnisse festgelegt sind. Darüber hinaus ist es für den Stelleninhaber sehr hilfreich, sich nicht sofort ins operative Tagesgeschäft zu stürzen, sondern sich am Anfang mit folgenden Fragen auseinanderzusetzen:

- Was genau wird von mir in dieser Funktion erwartet?
- Was sind meine konkreten Aufgaben?
- Habe ich das erforderliche fachliche und nichtfachliche Knowhow?
- Was fehlt mir noch?
- Habe ich alle Kompetenzen mit meinem Vorgesetzten geklärt?
- Welche Unterstützung erhalte ich von meinem Vorgesetzten?
- Sind alle Ressourcen (Zeit, Budget, Ausstattung etc.) sichergestellt?
- Welche Kompetenzen, Rechte und Pflichten habe ich gegenüber den Teammitgliedern?
- Ist das Team über meine Rolle informiert?

Sind diese grundlegenden Fragen geklärt, kommt es nun darauf an, die Position im Klinikalltag auszufüllen. Um von vornherein für die nötige Akzeptanz zu sorgen, empfehlen sich folgende Schritte (Lammert und Seiter):

1. Offizielle Einführung
   Kollegen und Teammitglieder werden von offizieller Seite über die neue Rolle und Kompetenzen informiert.

> Warten Sie nicht zu lange, bis Ihr Vorgesetzter das Team unterrichtet. Gehen Sie ggf. auf ihn zu und bitten ihn, das Team über Ihre neuen Kompetenzen zu informieren.

2. Eigene Vorstellung im Team

   Möglichst früh werden Kollegen und Teammitgliedern die neuen Kompetenzen und Aufgaben sowie die damit verbundenen Ziele vorgestellt. Diese Vorstellung sollte auch genutzt werden, um über Kommunikationsregeln und Umgangsformen im Team zu sprechen.

> Informieren Sie das Team so früh wie möglich, damit keine Spekulationen aufkommen. Klären Sie gleich zu Beginn Unsicherheiten und offene Fragen.

3. Das Team kennenlernen

   Wer ein Team entwickeln und mit ihm Ziele erreichen will, muss die Stärken und Optimierungspotenziale der einzelnen Teammitglieder kennenlernen. Eine vertrauensvolle Feedbackkultur ist die Basis dafür.

> Achten Sie auch auf die Prozesse und Strukturen im Team. Schaffen Sie Rahmenbedingungen für eine vertrauensvolle und respektvolle Zusammenarbeit.

Um ohne Weisungsbefugnis seine Kollegen motivieren und führen zu können, ist eine klare Kommunikation der richtige Weg, um gemeinsam ein Ziel zu erreichen.

Folgende Leitgedanken, die sich am Führungskreislauf (▶ Abb. 1) orientieren, spielen dabei eine zentrale Rolle:

- klar und eindeutig kommunizieren
- Sinnhaftigkeit herstellen
- Ziele, Aufgaben, Zuständigkeiten verdeutlichen und vereinbaren
- überzeugen und begeistern
- informieren, delegieren, kontrollieren
- Probleme lösen, Teammitglieder befähigen
- Feedback geben und nehmen

Wer erfolgreich lateral führt, ist in der Regel ein guter Moderator, dem es gelingt, die Teammitglieder zu öffnen und zu bewegen. Jedoch hat er auch einen Auftrag zu erfüllen und wird von seinen Vorgesetzten daran gemessen, ob er die z. B. mit der Pflegedirektion vereinbarten Ziele erreicht. In diesem Zusammenhang kommt der Zielvereinbarung eine besondere Bedeutung zu. Sie wird zunächst mit dem eigenen Vorgesetzten, z. B. der Pflegedirektion geschlossen. Auf Basis dieser Zielvereinbarung werden dann realistische und überprüfbare Ziele mit der Stationsleitung vereinbart.

> Die Pflegedirektion erwartet die Umsetzung neuester Qualitätsstandards im Bereich Wundmanagement. Die Wundmanagerin sollte daraus konkrete Ziele für das Wundmanagement auf den Stationen ableiten und formulieren, die sie dann in Zielvereinbarungen mit den Stationsleitungen ihres Verantwortungsbereiches fixiert. Nur so wird sichergestellt, dass die Stationsleitung die nötigen Ressourcen, z. B. Zeit, für die Qualifizierung der Mitarbeiter bereitstellt.

Um die Motivation der Teammitglieder zu lenken, stehen einer lateral führenden Leitungskraft nur eingeschränkte Mittel zu Verfügung. Doch werden diese richtig eingesetzt, lässt sich damit unter Umständen mehr erreichen als z. B. mit einem monetären Anreiz. So können zum Beispiel Teilnehmer von Arbeitsgruppen namentlich genannt werden oder in einem anerkennenden Beitrag in der Klinikzeitschrift gewürdigt werden.

Führen ohne Weisungsbefugnis kommt in modernen Klinikorganisationsformen eine immer größere Rolle zu: Bereichsübergreifende Kooperationen, flache Hierarchien und interdisziplinäre Teams sind nur einige Stichworte, die eine immer größere Rolle spielen. Hinzu kommt die rasante fachliche Entwicklung, für deren Transfer in den Klinikalltag Experten benötigt werden. In diesem Zusammenhang ist die Etablierung lateraler Führungskonzepte eine wirkungsvolle Methode und große Chance. Zudem sind sie eine erhebliche Entlastung für die Stationsleitungen. Denn sie können das in einem modernen Klinikbetrieb erforderliche Expertenwissen nicht an alle Mitarbeiter weitergeben – insbesondere dann nicht, wenn sie ein großes Team leiten.

13 Generation Y – fördern statt regieren

Derzeit strebt die sogenannte Generation Y (geboren zwischen 1985–2000) auf den Arbeitsmarkt. Ihre Ansprüche an die Berufswelt scheinen auf den ersten Blick mit der Realität in den meisten deutschen Kliniken kaum vereinbar zu sein. Strenge hierarchische Strukturen, immer noch schlechte Vereinbarkeit von Familie und Beruf, dauerhaft hohe Arbeitsbelastung – das ist nicht das, was sich die gut ausgebildeten jungen Ypsiloner als langfristige berufliche Perspektive vorstellen. Doch Kliniken muss es gelingen, auch für den Pflegenachwuchs der Y-Generation ein attraktiver Arbeitgeber zu sein. Aber, was ist es, dass die Ypsiloner so anders und sie für Kliniken zu vermeintlich »schwierigen« Mitarbeitern macht?

Der Buchstabe »Y«, wie das englische Wort »why« gesprochen, erklärt das Hauptmerkmal dieser Generation: Sie fragen nach dem WARUM! Fasst man zusammen, wie Klaus Hurrelmann, Deutschlands bekanntester Jugendforscher und Autor zahlreicher Jugendstudien, die Ypsiloner beschreibt (Hurrelmann und Albrecht 2014), entsteht folgendes Bild: Die Generation Y ist mit einem großen Überangebot aufgewachsen. Gleichzeitig erschienen ihnen ihre Zukunftsperspektiven während ihrer gesamten Jugend unsicher. Krisen wie der 11. September, die Erschütterung des Welt-Finanzsystems oder Fukushima haben sie zweierlei gelehrt: Nichts ist sicher und es geht immer irgendwie weiter.

Sie verfolgen die Strategie, sich mehrere Optionen offenzuhalten. Ihre Leitfrage dabei: Was ist das Beste für mich? Ihr wichtigstes Ziel ist es, beruflich weit zu kommen und ihre Zukunft zu sichern. Aber sie ziehen Gestaltungsmöglichkeiten, eine gute Arbeitsatmosphäre und die Vereinbarkeit von Familie und Beruf einer steilen Karriere vor. Gut ausgebildet und auf alle Eventualitäten eingestellt, scheinen sie mit einer großen inneren Sicherheit und dem

Gefühl, etwas Besonderes zu sein, durchs Leben zu gehen. Den Ypsilonern ist bewusst, dass immer weniger Menschen immer mehr Arbeit leisten müssen – auch in deutschen Krankenhäusern. Sie wissen, dass der Pflegeberuf stressig ist und möchten sich nicht – wie die Generation ihrer Eltern – von ihrer Arbeit völlig vereinnahmen lassen. Ausreichend Zeit für ein Privatleben ist ihnen wichtig. Zwar wollen sie rund um die Uhr erreichbar sein, aber längst nicht für jeden. Diese Ansprüche an ihr Berufsleben fordern sie auch sehr selbstbewusst ein.

13.1 Zwischen Anspruch und Wirklichkeit

In Schule und Ausbildung haben Ypsiloner erlebt, dass sie besser sind als die Absolventen vor ihnen. Ihre Ausbildung fand in einem sehr verschulten und strukturierten System statt, das sie gelehrt hat, sich sehr schnell viel Wissen anzueignen und bei Prüfungen abzurufen (»Wissensbulimie«). Diese Einstellung übertragen sie auf das Berufsleben. »Sie gehen auch hier davon aus, besser zu sein als die bisherigen Arbeitnehmer, die nun zu ihren Kolleginnen und Kollegen werden.« (Hurrelmann und Albrecht 2014, S. 75) Einerseits möchten sie gern Verantwortung übernehmen und ihr Wissen präsentieren, andererseits haben sie aber während ihrer gesamten Ausbildung kaum gelernt, selbstständig zu arbeiten und Entscheidungen zu treffen. Diese Einstellung führt schnell dazu, dass sie ihre Kompetenzen überschätzen und ihre neuen Ideen mit der ihnen häufig eigenen offenen und direkten Art gegenüber Vorgesetzten und Kollegen selbstbewusst vertreten.

Aus diesen Beschreibungen resultiert zum einen, dass Ypsiloner dringend Leitungskräfte an ihrer Seite haben müssen, die sie wirksam führen. Zum anderen haben sie auch andere Ansprüche an ihre Vorgesetzten als die Pflege-Generationen vor ihnen. Mit ausgeprägten Hierarchien, wie sie in Krankenhäusern die Regel sind, tun sich Ypsiloner tendenziell schwerer. Sie wünschen sich Leitungskräfte, die sie, so wie sie es von ihren Eltern gewohnt sind, fördern und coachen. Ihre Wünsche lassen sich folgendermaßen zusammenfassen:

- informiert sein und ernst genommen werden
- systematische Einarbeitung
- professionelle Ausstattung
- angenehme Arbeitsatmosphäre
- klare Verantwortlichkeiten
- Verbindlichkeit und Berechenbarkeit
- Perspektiven
- Rücksichtnahme auf individuelle Karriereplanung
- Zeit für Familie und Freunde
- Feedback
- Hilfestellung bei/vor der Übernahme von Verantwortung

Diese Beschreibungen machen deutlich, dass Kliniken ihre Führungsstrukturen und ihre Kultur überdenken müssen, wenn sie nicht riskieren wollen, dass ihnen die gut ausgebildeten, ambitionierten und sehr lernwilligen jungen Pflegekräfte der Generation Y reihenweise den Rücken kehren. Allerdings schlagen bislang die meisten Leitungskräfte oder Personalreferenten die Hände über dem Kopf zusammen, wenn ihnen junge Pflegekräfte ihre Vorstellungen von Arbeitsinhalten, -abläufen und -zeiten darlegen. Aber von ihnen gehen viele wertvolle neue Impulse aus. Werden diese konstruktiv aufgenommen, kann ein Wertewandel gelingen, von dem längst nicht nur die Ypsiloner profitieren.

Wer verstehen will, wie die Generation Y »tickt« und sie und ihr Potenzial an die Klinik binden möchte, darf das persönliche Gespräch mit ihnen nicht scheuen. Die Strategie, sich lediglich hinter Anweisungen und Direktiven zu verschanzen, um die Ypsiloner auf diese Weise an die vorherrschende Klinikkultur anzupassen, ist zum Scheitern verurteilt. Dafür sind jungen Pflegekräften Werte wie Respekt, Anerkennung und Entwicklungsmöglichkeiten viel zu wichtig. Werden diese Werte in einer Klinik nicht erfüllt, sind sie schnell bereit, in eine andere zu wechseln – der bewerberorientierte Arbeitsmarkt hält für sie viele Stellenangebote bereit. »Eine lebenslange oder automatische Loyalität für einen Arbeitgeber ist bei ihnen nicht zu erwarten.« (Hurrelmann und Albrecht 2014, S. 81)

Es lohnt sich, die Ypsiloner ernst zu nehmen und in sie zu investieren, denn ohne sie hat kaum eine Klinik eine Zukunft. Eine solche Struktur ist ein erster Schritt, um Bewerber anzuziehen und Ypsiloner (zumindest für einige Zeit) an die Klink zu binden. Keine Klinik kann auf die Generation Y verzichten. Entscheidend ist vielmehr das Tempo, mit dem sich Kliniken auf deren Ansprüche einstellen: Diejenigen, die es schneller schaffen, werden die Gewinner sein im Wettlauf um die »besten Köpfe«.

14 Graues Haar wird zur Regel – der Umgang mit älteren Mitarbeitern

Junge Pflegeleitung, ältere Pflegekraft – die Konstellation ist längst keine Seltenheit mehr und wird in Zukunft aufgrund des demografischen Wandels immer häufiger auftreten. Doch sie birgt naturgemäß ein gewisses Konfliktpotenzial. Mitunter sind die Generationsunterschiede recht groß. Daher kommt es im Klinikalltag insbesondere hinsichtlich des Führungsstils, der Werte und Arbeitsweisen leicht zu Unstimmigkeiten.

 Über vier Monate arbeitet die neue Stationsleitung nun schon in der Notaufnahme eines Krankenhauses der Maximalversorgung mit rund 800 Betten. Die 40-Jährige hat sich schnell eingelebt und eigentlich ist die Stimmung in ihrem Team sehr gut. Jedoch kommt es immer wieder zu Reibereien mit zwei älteren Mitarbeiterinnen. Beide sind Ende fünfzig und seit mehr als zwanzig Jahren in der Notaufnahme. In dieser Zeit haben sie einige Umstrukturierungen und mehrere Vorgesetzte erlebt. Sie sind fachlich kompetent und machen ihre Arbeit sehr gewissenhaft – rein formal ist ihr Verhalten nicht zu beanstanden. Jedoch reagieren sie selbst auf kleinste Veränderungen zunächst ablehnend. Sie fühlen sich schnell in ihrer Kompetenz missachtet, viele Veränderungsvorschläge kommentieren sie mit Sätzen wie: »Ach, das haben wir schon mal versucht …« oder »Wann sollen wir das denn noch schaffen?« Der Vorgänger der neuen Stationsleitung kommentierte das Profil der beiden Mitarbeiter mit den Worten: »Die werden Sie nicht mehr ändern. Mit denen müssen Sie leben.« Die Leiterin empfindet die beiden Pflegekräfte als anstrengend. Zusätzlich besorgt sie, dass die ständigen Querelen ihr ansonsten sehr gut eingespieltes Team spalten könnten. Inzwischen hat sich die Leiterin sogar schon über mögliche arbeitsrechtliche Schritte informiert. Schließlich soll die Notaufnahme demnächst in eine interdisziplinäre Notaufnahme mit eigener Basisstruktur umstrukturiert werden. Da kann sie den zu erwartenden Widerstand der beiden gar nicht gebrauchen.

Doch aus arbeitsrechtlicher Sicht ist beiden Mitarbeiterinnen nichts vorzuwerfen. Die Stationsleitung muss also versuchen, sie so gut es geht in ihr Team zu integrieren. Insbesondere angesichts des bevorstehenden Projekts ist es umso wichtiger, dass beide Seiten miteinander arbeiten und nicht gegeneinander.

Zunächst kann ein Perspektivwechsel hilfreich sein. Denn fragt man ältere Mitarbeiter, was Sie sich von ihren Vorgesetzten wünschen, äußern die meisten von Ihnen folgende Aspekte:

- Abbau des von vermeintlichen Vorurteilen bestimmten Altersbildes ihrer Vorgesetzten
- Anerkennung des bisher Geleisteten
- Bestandsaufnahme ihres fachlichen Know-hows
- klare Botschaft, dass sie gebraucht werden
- Übernahme einer Mentoren-Funktion für jüngere Kollegen
- volle Integration
- geduldiges Heranführen an neue Herausforderungen (veränderte Prozesse, aktuelles Fachwisse etc.)
- informiert sein und ernst genommen werden

Macht sich eine Leitungskraft diese Wünsche klar, ist der erste Schritt für einen konstruktiven Führungsdialog mit ihren älteren Mitarbeitern gemacht. Dabei ist die Beachtung folgender Punkte wichtig:

1. Keine Klinik und auch kein Team kann es sich angesichts des Pflegekräftemangels leisten, ältere Kollegen aufs Abstellgleis zu schieben.
2. Auch ältere Mitarbeiter erhalten ein monatliches Gehalt, das sie zu einer Gegenleistung verpflichtet. Zielvereinbarungsgespräche helfen, die Identifikation zu steigern.

3. »Wer Leistung fordert, muss Sinn bieten.« In Bezug auf Veränderungen bedeutet das: informieren, Vorschläge berücksichtigen und Bedenken ernst nehmen.
4. Vorsicht vor einem von Vorurteilen bestimmten Altersbild. Ältere Mitarbeiter sind nicht grundsätzlich weniger lern- oder entwicklungsfähig als jüngere Kollegen. Aber auch sie wollen wertgeschätzt, gefordert und integriert werden.
5. In Feedback-Gesprächen können Leitungskräfte ihre älteren Mitarbeiter dazu anhalten, das Know-how jüngerer Kollegen zu akzeptieren und sich mit neuen Ideen konstruktiv auseinanderzusetzen.

Die Integrationsfähigkeit der Leitungskraft wird somit zu einer wichtigen Schlüsselkompetenz. In dem eingangs beschriebenen Beispiel ist es der Stationsleitung gelungen, mit beiden Mitarbeiterinnen in einen konstruktiven Dialog zu kommen. Zuvor musste sie jedoch ihr Vermeidungsverhalten gegenüber beiden überwinden und jede einzeln zu einem Feedback-Gespräch einladen. In diesen Gesprächen stellte sich heraus, dass beide Mitarbeiterinnen das Verhalten ihrer neuen Chefin als sehr dynamisch und schnell erleben. Sich an dieses für sie neue und sehr hohe Tempo zu gewöhnen und nur wenig Erklärung und Aufmerksamkeit zu bekommen, ist für sie ungewohnt. Sie fühlen sich abgewertet und unzulänglich. Für die Stationsleitung waren die offenen Worte ihrer Mitarbeiterinnen zunächst eine Überraschung. Im Rückblick erhielt sie jedoch eine wichtige Begründung für das abwehrende Verhalten der beiden. Ihr ist nun klar, dass sie in ihrem Führungsverhalten auf deren Bedürfnis nach ausführlicherer Information Rücksicht nehmen muss. Gleichzeitig ist ihr Verhältnis zu beiden offener und entspannter geworden.

15 Ausländische Pflegekräfte – Willkommenskultur ist gefordert

Zahlreiche Kliniken haben Schwierigkeiten, genügend Pflegekräfte zu finden – besonders betroffen sind Häuser im ländlichen Raum. Ausländische Mitarbeiter können diese Lücke zu einem Teil schließen und inzwischen gibt es verschiedene Bemühungen, ausländischen Pflegekräften eine Beschäftigung in Deutschland schmackhaft zu machen. Auch die Zentrale Auslands- und Fachvermittlung (ZAV) der Bundesagentur für Arbeit unterstützt Arbeitgeber bei der Suche und Einstellung ausländischer Pflegekräfte.

Die formalen Voraussetzungen variieren je nach Herkunftsland. Grundsätzlich ist eine gültige Anerkennung einer im Ausland absolvierten Ausbildung erforderlich, um in Deutschland arbeiten zu dürfen. Für den Berufseinstieg werden Sprachkenntnisse auf dem Sprachniveau B1 (selbstständige Sprachanwendung) vorausgesetzt. Sie sind jedoch für die tägliche Arbeit mit dem Patienten und den fachlichen Austausch mit den Kollegen noch nicht ausreichend.

Doch neben diesen formalen Anforderungen, die ausländische Pflegekräfte erfüllen müssen, um in Deutschland erfolgreich arbeiten zu können, sind auch die Kliniken gefordert, eine Willkommenskultur zu etablieren. Denn erst gelebte Integration bewirkt, dass die Pflegekräfte für eine längere Zeit gebunden werden können und es nicht zu Qualitätseinbußen kommt. Dazu gehört, wie bei jedem neuen Teammitglied üblich, die systematische Vermittlung klinikspezifischer Informationen wie zum Beispiel die Aufgabenverteilung auf der Station, die Nutzung der üblicherweise verwendeten Medikamente und Materialien oder die Funktionsweise der Geräte (▶ Kap. 12 »Planvolle Einarbeitung neuer Mitarbeiter«). Darüber hinaus kann das Angebot eines klinikinternen vertiefenden Fachsprachetrainings während der Probezeit eine sehr gute Maßnahme zur besseren Integration sein. In dessen Rahmen sollte auch auf kulturelle Unterschiede hingewiesen werden, um Missverständnissen vorzubeugen.

Im Klinikalltag beklagen viele ausländische Pflegekräfte, nicht ausreichend integriert zu sein. In der Folge fällt es ihnen schwer, ihre fachliche Kompetenz anzuwenden bzw. auszubauen und den fachlichen Austausch mit deutschen Kollegen zu suchen. Häufig beschränken sich ihre Kontakte auf Kollegen mit ebenfalls ausländischen Wurzeln. Um sich an ihrem Arbeitsplatz wohler zu fühlen, wünschen sich ausländische Pflegekräfte

- informiert und ernst genommen zu werden,
- Wertschätzung für ihren Mut, in einem fremden Land und Gesundheitssystem zu arbeiten,
- Investition in ihre sprachliche Ausbildung bezogen auf fachliche Prozesse,
- in gleicher Weise eingesetzt zu werden wie ihre Kollegen,
- konsequentes Teambuilding und Führung (Feedback),
- andere Länder, andere Sitten: Sie wünschen sich bei ihren Kollegen und ihrer Führungskraft mehr Wissen über ihre ethnischen Wurzeln, ihren Glauben und die damit verbundenen Mentalitätsunterschiede. Inzwischen gibt es Kliniken, die Schulungen zum Thema anbieten.

Ausländische Pflegekräfte sind aus der deutschen Kliniklandschaft nicht wegzudenken; nicht nur im ländlichen Raum tragen sie maßgeblich zur Sicherstellung der pflegerischen Versorgung bei. Je mehr Zeit und Engagement (z. B. in die Förderung der Sprache) investiert werden, umso besser – dabei ist jeder Mitarbeiter gefordert.

Es gehört zur Führungsaufgabe, eine Atmosphäre zu schaffen, in der eine Willkommenskultur gedeihen kann. Die wichtigste Voraussetzung dafür ist, jegliche Form von Ausgrenzung zu unterbinden. Darüber hinaus gilt es für Leitungskräfte, gegenüber ausländischen Mitarbeitern die Grundsätze wirksamen Führungshandelns ebenso anzuwenden wie bei allen Mitgliedern ihres Teams. Dabei ist es bisweilen auch erforderlich, das Führungsverhalten an ggf. vorhandene kulturelle Unterschiede anzupassen und unter Umständen eine klare und unmissverständlich Wortwahl zu treffen, die keinen Interpretationsspielraum zulässt.

16   Die Zusammenarbeit mit Ärzten aktiv gestalten

Ärzte und Pflegekräfte stehen massiv unter Druck. Umso wichtiger ist es daher, dass ihre interprofessionelle Zusammenarbeit gut funktioniert – sowohl für die Behandlungs- und Versorgungsqualität der Patienten als auch für die Zufriedenheit der Akteure beider Berufsgruppen. Grundsätzlich müsste also das Interesse an einer guten berufsgruppenübergreifenden Zusammenarbeit auf allen Seiten groß sein. Doch im Klinikalltag kommt es noch immer zu starken Reibungsverlusten zwischen beiden Berufsgruppen. Was sind die Gründe dafür und was können Pflegekräfte und Ärzte gemeinsam tun, um die Zusammenarbeit zu verbessern?

Während in deutschen Kliniken und Krankenhäusern seit dem Jahr 2000 die Zahl der vollzeitbeschäftigten Ärzte kontinuierlich gestiegen ist, ist laut Deutscher Krankenhausgesellschaft im gleichen Zeitraum die Zahl der Pflegekräfte nur leicht gestiegen, in Kliniken mit wirtschaftlichen Problemen sogar leicht gesunken. In den meisten Kliniken ist der viel beschworene Pflegenotstand längst bittere Realität, es fehlen insbesondere examinierte Kräfte. Die Anforderungen an die Pflege haben sich jedoch aufgrund folgender Faktoren deutlich erhöht:

- Kürzere Verweildauern der Patienten (schnellere Folge von Aufnahmen und Entlassungen, engere Taktung von Untersuchungen und medizinischen Interventionen).
- Höherer Pflegeaufwand durch eine steigende Zahl von Patienten mit Multimorbidität, Demenz, Adipositas.
- Zunehmende interdisziplinäre Belegung der Stationen (z. B. der Versorgung von HNO- und viszeralchirurgischen Patienten auf einer Station).

- Zunahme des administrativen Aufwandes: Dokumentation des Pflege-Komplexmaßnahmen-Score (PKMS), Schmerzdokumentationen, Bewegungsprotokolle, chronische Schmerzen, Mangelernährung usw.
- Die Attraktivität des Pflege-Berufsbildes ist gesunken.
- Der Altersdurchschnitt der Pflegekräfte in den Krankenhäusern steigt.
- Die Belastung der Pflege aufgrund der Beschleunigung der Pflegeprozesse sowie der insuffizienten Prozesse in vielen Häusern führt in Verbindung mit dem zunehmenden Durchschnittsalter der Pflegekräfte zu einem höheren Krankenstand im zum Teil zweistelligen Prozentbereich.
- Steigende Ansprüche von Patienten und Angehörigen aufgrund der Auswirkungen struktureller Mängel im bestehenden Gesundheitssystem.

Aus Sicht vieler Pflegekräfte wird es unter diesen Umständen immer schwieriger, dem eigenen Anspruch an ihre Tätigkeit gerecht zu werden. Statt patientenorientierter Pflege, die Zeit für Nähe und Gespräche einräumt, ist es ihnen manchmal nur möglich, die Grundversorgung und Behandlungspflege zu leisten. Sie fühlen sich überlastet und in der Zusammenarbeit mit den Ärzten oft nicht ausreichend wertgeschätzt. Hinzu kommt häufig, dass die Pflegeleitungen zu wenig Zeit haben, um ihre Führungsaufgaben zu erledigen. Stattdessen arbeiten sie mitunter auf der Station voll mit. So verwundert es nicht, wenn erkannte Schwachstellen in Prozessen und Abläufen nicht behoben werden.

Die Konsequenzen all dieser Missstände treffen jedoch nicht nur die Pflegekräfte, sondern auch die Ärzte. Sie beklagen häufig, dass sie gezwungen sind, pflegerische Tätigkeiten zu übernehmen, weil die Pflege nicht ausreichend oder nur mit unerfahrenen Kräften besetzt ist.

Diese aktuellen Rahmenbedingungen führen dazu, dass beide Berufsgruppen immer stärker aufeinander angewiesen sind. Lagerdenken und »abteilendes« Verhalten bringen sie nicht weiter. Gefordert sind künftig vielmehr sowohl kooperatives Verhalten als auch gegenseitige strategische Unterstützung. Im Klinikalltag wird eine solche Entwicklung bislang von der speziellen hierarchischen

Doppelstruktur gebremst: Es sind die Ärzte, die die medizinischen Anordnungen treffen und die Verantwortung dafür übernehmen. Sie sind den Pflegekräften gegenüber fachlich weisungsbefugt. Die disziplinarische Verantwortung hingegen tragen Stationsleitungen, Bereichsleitungen und Pflegedirektionen. Diese Struktur, in der eine ärztliche sowie eine pflegerische Hierarchie nebeneinander existieren, birgt im Klinikalltag einigen Zündstoff. Beispielsweise, wenn noch unerfahrene Assistenzärzte, die mit den Geräten oder den Abläufen nicht vertraut sind, auf routinierte Pflegekräfte treffen. Auf deren Unterstützung, Erfahrung und Ruhe sind die Assistenten angewiesen. Doch aufgrund ihrer häufig anzutreffenden Haltung »Ich bin der Arzt und habe hier das Sagen«, und ihrer gleichzeitig erkennbar großen Unsicherheit, z. B. bei der Bedienung von Geräten, entsteht aus Sicht der Pflege eine zu große Diskrepanz zwischen der geringen Erfahrung und der Weisungsbefugnis der Assistenten. Diese ließe sich leichter überwinden, wenn Ärzte ihr mitunter übersteigertes Selbstbild kritisch hinterfragen würden, anstatt unnötig Öl ins Feuer zu gießen. Solche Aspekte führen zu unnötigen Spannungen im Team und untermauern die Vorurteile, die in beiden Berufsgruppen vorhanden sind. In der Folge beschränken Pflegekräfte mitunter den Kontakt zu den Ärzten auf ein Mindestmaß und nehmen z. B. immer seltener an Visiten teil. Eine fatale Entwicklung, denn gemeinsame Visiten beider Berufsgruppen im Interesse der Patienten und des Ablaufs auf Station sind unerlässlich.

16.1 Unzureichende und mangelhafte Strukturen abbauen

Der Analyse insuffizienter Abläufe und Strukturen kommt große Bedeutung zu. Diese machen Ärzten und Pflegekräften das Leben gleichermaßen schwer und kosten Zeit, Kraft und Energie. In fast jeder Klinik lassen sich Beispiele für Prozesse finden, die zu einer unnötigen Doppelbelastung von Ärzten und Pflegekräften führen und großes Optimierungspotenzial bergen.

Visitenstandards

In vielen Kliniken ist der Verzicht auf die bewährte Teilnahme einer examinierten Pflegekraft an den Visiten zu beobachten, was in erster Linie dem zunehmenden Zeitdruck und der dünnen Personaldecke geschuldet ist. Erschwerend kommt hinzu, dass sich Ärzte oft nicht an feste und planbare Visitenzeiten halten. Das hat zur Folge, dass Pflegekräfte viele wichtige Informationen, die sie zur Ausarbeitung der Visitenanordnungen und zur Weiterentwicklung des Behandlungsplanes benötigen, nicht direkt erhalten. Sie verlieren unnötig viel Zeit beim Ausarbeiten der während der Visite angeordneten Maßnahmen.

16.2   Top-Teams entwickeln

Das zentrale Ziel sollte sein, die Zusammenarbeit zwischen Ärzten und Pflegekräften zu intensivieren und ein gut funktionierendes Top-Team zu entwickeln, das gemeinsam am Patienten qualifizierte Arbeit leistet. Um diesem Ziel näherzukommen, sind grundlegende Maßnahmen erforderlich:

- Beide Berufsgruppen entwickeln ein gemeinsames Teamverständnis, das auf einer kooperativen Grundhaltung aller Beteiligten beruht.
- Überprüfung der Schnittstellen zwischen Medizin und Pflege hinsichtlich insuffizienter Prozesse. Hilfreich könnte die Etablierung einer konstruktiven Fehlerkultur sein.
- Die Versorgung von Kranken und Pflegebedürftigen folgt komplexen Strukturen, und jeder weiß: Fehler sind menschlich und können passieren. Hier greift zum Beispiel das CIRS-Portal (»Cri-

tical Incident Reporting System«) – ein Meldesystem, das allen Mitarbeitern aus Medizin und Pflege ermöglicht, über kritische Ereignisse oder (Beinahe-) Zwischenfälle anonym zu berichten. Auf diese Weise hilft CIRS, Schwachstellen in Arbeitsabläufen zu entdecken und zu beheben. Hier lernen alle von den Fehlern anderer und können so evtl. zukünftig vermieden werden.

- Klare und aussagekräftige Stellen- und Arbeitsplatzbeschreibungen, idealerweise mit einer Verantwortungsmatrix. Hiermit lassen sich Zuständigkeiten leichter und zuverlässiger verteilen.
- Dienstanweisungen, die vom Qualitätsmanagement ausgearbeitet allen Mitarbeitern zur Verfügung stehen. Hier werden beispielsweise alle grundsätzlichen, in der Klinik geltenden Standards festgehalten, wie beispielsweise ärztliche Anweisungen gegeben werden (schriftlich, mündlich, telefonisch, mit Unterschrift etc.).
- Gemeinsame Teambesprechungen in regelmäßigen Abständen.
- Ggf. Entlastung der Ärzte und Pflegekräfte durch die Delegation administrativer Tätigkeiten z. B. an Abteilungs-/Stationssekretärinnen.

Darüber hinaus haben sich im Klinikalltag folgende Maßnahmen als sehr wirkungsvoll erwiesen:

- Die Delegation ärztlicher Aufgaben an Pflegekräfte – und umgekehrt. Im Vordergrund steht ausdrücklich das Ziel, die Abläufe so zu verbessern, dass beide Berufsgruppen in gleicher Weise entlastet werden. Häufig beschleunigen solche Maßnahmen nicht nur die Versorgung der Patienten, sondern werten auch das Berufsbild der Pflege auf. Wichtig dabei sind
  - die Einhaltung der rechtlichen Rahmenbedingungen,
  - die Berücksichtigung des Qualifikationsniveaus der Mitarbeiter,
  - und die Beachtung der Personalkapazität.
- Den Ärzten obliegt, in Abstimmung mit der Pflegeleitung, die Auswahlpflicht (berufliche Qualifikation des Mitarbeiters prüfen), die Anleitungspflicht (bei der Durchführung anleiten) und die Überwachungspflicht, also die Kontrolle der Ausführung. Gerade der letzte Punkt gilt aber in alle Richtungen: Dazu gehört

zum Beispiel die für alle Mitarbeiter geltende Remonstrationspflicht, die immer noch viel zu selten genutzt wird. Der Ursprung findet sich im Beamtenrecht (§ 63 BBG) und beschreibt die Bedenken gegen die Rechtmäßigkeit einer Weisung gegenüber dem Vorgesetzten. Im Klartext heißt das: die Hierarchie endet, wenn Fehler passieren. Gibt der Arzt eine Anweisung, die offensichtlich nicht richtig ist und eine Pflegekraft erkennt das, hat sie die Verpflichtung, zum Wohl des Patienten, ihre Bedenken zu formulieren und die gewünschte Handlung nicht auszuführen.

 Um in onkologischen Kliniken die Wartezeiten der Patienten im Anschluss an eine verabreichte Chemotherapie zu verkürzen, werden die Portnadeln von einer dafür qualifizierten Fachpflegekraft gezogen. Nur bei Risikokonstellationen ruft sie den Arzt hinzu. Dieser kann sich im Regelfall weiter um die laufende Stationsarbeit kümmern, die Wartezeiten für die Patienten werden erheblich verkürzt.

- Für die täglichen Visiten werden verbindliche Zeiten vereinbart. Es wird zur Regel, dass eine examinierte Pflegekraft teilnimmt. Eventuell auftretende Fragen z. B. zu Medikamentengaben, Verbandswechseln oder Entlassungsterminen werden in einem kurzen Gespräch direkt im Anschluss an den Patientenkontakt geklärt. Die Einhaltung der geplanten Verweildauer jedes Patienten wird von Ärzten und Pflegekräften gemeinsam überprüft. Die bei der Visite angeordneten und vom Arzt abgezeichneten unmittelbaren Maßnahmen können somit schneller von den Pflegekräften erfasst und umgesetzt werden.
- Die Etablierung von Koordinatoren in jeder Pflegeschicht, die für die reibungslosen Abläufe verantwortlich sind. Sie sind Ansprechpartner für alle Berufsgruppen und mit weitreichenden Kompetenzen ausgestattet, z. B. mit der Durchführung von Time-outs bei Überlastungssignalen der Teammitglieder.

Damit diese unterschiedlichen Maßnahmen im Alltag greifen, müssen ärztliche Leitungskräfte und Pflegeleitungen ein gemeinsames Verständnis für die berufsgruppenübergreifenden Aufgaben und

Prozesse entwickeln und daran arbeiten, das bestehende Hierarchiegefälle zwischen beiden Berufsgruppen zu reduzieren. Dazu gehört einerseits, dass Ärzte aktiv daran mitwirken, Vorbehalte und Vorurteile gegenüber der Pflege abzubauen und dies in ihren Teams entsprechend vorleben. Damit Chefärzte akzeptieren, dass die Pflegeleitung ein wichtiges Gegenüber ist, muss diese das auch einfordern: »Wenn es Probleme gibt, sprechen Sie mich bitte zuerst an. Als Pflegeleitung kümmere ich mich um alle Belange rund um die Pflege.« Gleichzeitig ist es wichtig, dass Pflegeleitungen den regelmäßigen Dialog, z. B. im Rahmen von Jour fixen, suchen, um sich gegenseitig Feedback zu geben.

> Chefärzten und Pflegeleitungen, denen es gelingt, über die immer noch getrennte Ärzte- und Pflegehierarchie hinaus, gemeinsam die Prozesse und Abläufe in ihrer Klinik/Abteilung zu überprüfen und zu optimieren und diese Ergebnisse in eine effiziente Aufgabenverteilung und Personalbedarfsplanung zu überführen, sorgen für Spielraum – auf wirtschaftlicher Ebene und hinsichtlich einer patientenorientierteren Versorgung. Gleichzeitig werten sie das Berufsbild der Pflegekraft auf und machen es attraktiver.

Um dieses Ziel zu erreichen, müssen Pflegeleitungen und Chefärzte ihre Abteilungen bzw. Kliniken als Ganzes sehen und beide Berufsgruppen im Blick behalten. Das gilt auch für ihr Handeln gegenüber der Geschäftsführung. Wer vor ihr nicht ausschließlich die Interessen der eigenen Berufsgruppe vertritt, sondern sich gemeinsam für eine gute Ausstattung einsetzt, schafft Synergien und verbessert die Situation für alle.

16.3 Den Personalmangel managen – strukturierte Ausfallkonzepte

Wird die ohnehin dünne Personaldecke durch Krankheitsausfälle zusätzlich strapaziert, bringt das nicht nur die Dienstpläne der Pflegekräfte ins Wanken. Gleichzeitig können auch die verlässlichen Dienstzeiten der Teammitglieder nicht mehr aufrechterhalten werden. Inzwischen müssen viele Kliniken auf Leihkräfte zurückgreifen. Ein nicht immer glückliches Vorgehen, da Mitarbeiter von Fremdfirmen nicht immer mit den Abläufen vertraut sind.

Oft werden Kollegen aus dem Frei gerufen – dabei ist es nicht die Regel, freundlich zu fragen.

Kein Wunder, dass unter diesen Umständen die Bereitschaft der Mitarbeiter sinkt, bei unvorhersehbaren Personalausfällen an einem eigentlich arbeitsfreien Tag einzuspringen. Entsprechend nimmt der Aufwand für die Pflegeleitung zu, Freiwillige zu finden. Hinzu kommt, dass jedes Einspringen mehrere Änderungen an den Dienstplänen nach sich zieht, weil davon auch angrenzende Dienste betroffen sind. »Nicht selten erzeugt ein Einspringen fünf bis sieben Folgeänderungen, sodass schon aus diesem Grund am Monatsende der ursprüngliche Dienstplan kräftig ›durchgeschüttelt‹ wurde« (Herrmann und Fischer 2015, S. 824).

Bei Krankheit den Dienstplan nicht anzupassen und die Schicht in Unterzahl zu bestreiten, ist angesichts der ohnehin knappen Besetzung in den allermeisten Fällen keine Option – weder im Hinblick auf die Belastungsgrenzen der Mitarbeiter noch auf die Pflegequalität. Hier ist sogar von einem Verstoß gegen die Fürsorgepflicht zu sprechen.

Doch herkömmliche stationsbezogene Vertretungsverfahren haben den Nachteil, dass zum einen die personell relativ kleinen Einheiten einen hohen Vertretungsdruck erzeugen, da jeder Personalausfall eine große Lücke reißt. Zum anderen führt eine im Dienstplan gleichmäßig verteilte Vertretungsreserve zu einer geringen Treffsicherheit. Daher wird im Krankheitsfall in den meisten Kliniken noch immer sehr viel improvisiert, was unweigerlich Mehrarbeit oder Überstunden bei den Mitarbeitern und hohen Zeitaufwand bei den Leitungskräften zur Folge hat. Achtung: Der Unterschied zwischen Mehrarbeit und Überstunden liegt darin, dass sich die Mehrarbeit auf die Überschreitung der gesetzlichen Höchstarbeitszeit bezieht, wohingegen der Begriff Überstunden die Überschreitung der regelmäßigen Arbeitszeit laut Arbeitsvertrag, Betriebsvereinbarung oder Tarifvertrag bezeichnet. Die Vergütung von Überstunden ist gesetzlich nicht geregelt.

Wie aber könnten alternative Ausfallkonzepte aussehen?

> Ein grundlegender Schritt ist die weitestgehende Abkehr von arbeitszeitflexiblen Lösungen. Stattdessen sollten einsatzflexible Modelle in den Vordergrund rücken, die darauf basieren, die Mitarbeiter so verlässlich wie möglich im Dienstplan einzuteilen. Gleichzeitig bergen solche einsatzflexiblen Ausfallmodelle mittelfristig die Chance, von den bislang üblichen Monatsdienstplänen zu durchlaufenden Grunddienstplänen zu wechseln.

Um einsatzflexible Modelle zu etablieren, muss der Einsatzort der Mitarbeiter erweitert werden. So werden in größeren Häusern zum Beispiel alle konservativen und alle operativen Stationen jeweils übergreifend zusammengefasst. Idealerweise umfassen einsatzflexible Ausfallkonzepte Bereiche mit mindestens 50 Vollzeitkräften. Lediglich für Bereiche, in denen besondere Qualifikationen erforderlich sind, z. B. Intensivstationen sind davon ausgenommen, für sie müssen arbeitszeitorientierte Lösungen gefunden werden (Herrmann et al. 2015). Auch in Ausnahmesituationen, z. B. bei Grippewellen, kann auf arbeitszeitorientierte Modelle nicht verzichtet werden.

Was heißt das für die Praxis und welche konkreten Instrumente zur Umsetzung strukturierter Ausfallkonzepte gibt es? Als einsatzflexible Lösungen stehen Springer-Pool und Joker-Dienst zur Verfügung. Arbeitszeitflexibel lassen sich die Instrumente Flexi-Dienst und Stand-by-Dienst einsetzen.

16.3.1 Springer-Pool

Ein Springer-Pool ist eine eigene Organisationseinheit, die stations-
übergreifend arbeitet. Er wird bei Krankheit (insbesondere bei Lang-
zeiterkrankungen) sowie für weitere Ausfallzeiten und ggf. auch bei
Bedarfsspitzen in Anspruch genommen. Die Mitarbeiter im Pool
sind gut ausgebildet und können in unterschiedlichen Bereichen
eingesetzt werden – bei planbaren Arbeitszeiten. Der Effekt: Aufgrund der stationsübergreifenden Betrachtung des Ausfallzeitenma-
nagements wird der in seinem Einzelfall unkalkulierbare Krankheitsfall zu einem planbareren Ereignis.

Häufig wird bei der Einführung von Springer-Pools der Fehler
gemacht, sie mit zeitlich und fachlich eingeschränkten Mitarbeitern zu besetzen. Was in der Praxis zwangsläufig zu einer geringen
Akzeptanz dieser Lösung führt. Hingegen haben sich Pool-Modelle
bewährt, die den im Pool beschäftigten Mitarbeitern besondere
Wertschätzung entgegenbringen und ihnen darüber hinaus auch
zusätzlich Entwicklungsmöglichkeiten in Aussicht stellen. Zum Beispiel kann ein temporärer Pool-Einsatz zur Voraussetzung für die
spätere Übernahme einer Leitungsposition gemacht werden (Herrmann et al. 2015).

16.3.2 Joker-Dienst

Joker-Dienste sind sowohl für den stationsübergreifenden Einsatz
als auch für kleine spezialisierte Einheiten, wie beispielsweise auf
der Intensivstation, geeignet. Im Gegensatz zum Springer-Pool sind
an den Joker-Diensten alle examinierten Pflegekräfte beteiligt. Das
setzt eine breite, stationsübergreifende Einsatzfähigkeit voraus, auf
die die Mitarbeiter mit Hospitation, Rotation und Mentoring ausreichend vorbereitet werden müssen.

Die Joker-Dienste sind eine Krankheitsreserve oberhalb der Soll-
besetzung. Sie werden dienstplanmäßig verteilt. Die im Joker-Dienst
eingesetzten Mitarbeiter sind als Krankheitsvertretungen zu erkennen und entsprechend vorreserviert: Im Krankheitsfall übernimmt
der Joker die Aufgaben des abwesenden Kollegen und wechselt ggf.
die Station.

In kleineren Spezialeinheiten, in denen es unter Umständen keinen Krankheitsfall gibt, kann, in Abhängigkeit von der jeweiligen Anzahl der Überstunden, kurzfristig frei gegeben werden. Anderenfalls wird in eine spätere Schicht gewechselt. Daher hat sich die Überplanung in der Spätschicht als sinnvoll herausgestellt, da ein Wechsel in den Frühdienst meist einfacher erreicht werden kann als vom Früh- in den Spätdienst. Hinzu kommt, dass ein Wechsel in eine andere Schicht delegierbar ist, das Einspringen aus dem Frei hingegen nicht.

16.3.3 Stand-by-Dienst

Beim Stand-by-Dienst handelt es sich um ein arbeitszeitflexibles Instrument. Es ist sehr gut für kleinere Einheiten geeignet, die aus Qualifikationsgründen nicht mit anderen Einheiten zu einem einsatzflexiblen Ausfallmodell zusammengeführt werden können. Unter Umständen eignen sich Stand-by-Dienste auch, um Joker-Dienste und Springer-Pools zu ergänzen, wenn die Eintrittswahrscheinlichkeit von Krankheitsfällen bei maximal 50 Prozent liegt (Herrmann et al. 2015).

Im Stand-by-Dienst ist der Mitarbeiter im Dienstplan berücksichtigt. Vor Dienstbeginn ist er für eine gewisse Zeit (halbe Stunde oder Stunde) telefonisch erreichbar und hält sich für den Einsatz im Bedarfsfall bereit. Wird er abgerufen, tritt er seinen Dienst vollständig an und bekommt ihn entsprechend vergütet. Ist sein Einsatz nicht erforderlich, hat er den restlichen Tag frei. Die telefonische Bereitschaft wird jedoch in jedem Fall finanziell abgegolten.

16.3.4 Flexi-Dienst

Der Flexi-Dienst ist ebenfalls ein arbeitszeitflexibles Instrument. Abhängig vom Umfang der Flexibilitätsanforderungen werden Flexi-Dienste am Rahmen einer vorab definierten Bandbreite verlängert oder verkürzt. Mitarbeiter, die für einen Flexi-Dienst eingeteilt sind, variieren ihre Arbeitszeit je nach Bedarf und stellen sich darauf ein, ggf. länger zu arbeiten. Hingegen können sich ihre übrigen Kollegen auf ein pünktliches Ende ihres Dienstes verlassen. Flexi-Dienste eignen sich ebenfalls besonders für kleine, spezialisierte Einheiten.

In vielen Fällen hat sich auch die Kombination aus verschiedenen Ausfallmodellen bewährt. So kann zum Beispiel eine Reihenfolge festgelegt werden, in der die unterschiedlichen Modelle zum Tragen kommen oder ob im Einzelfall auf eine Vertretung verzichtet werden kann. Vorrang sollten dabei immer einsatzflexible Lösungen haben. Andernfalls ist ein Prämiensystem möglich, das für viele Pflegekräfte durchaus reizvoll ist. Das können Gutscheine für Fitnesscenter oder zusätzliche freie Tage sein. Immer mehr Online-Unternehmen arbeiten hier mit den Kliniken zusammen und bieten Bonuspunkte und -aktionen an. Viele Kliniken bieten inzwischen auch äußerst attraktive Prämien an, wenn sich jemand zu zusätzlichen Diensten verpflichtet.

16.3.5 Schichtkoordinatoren als wichtiges Bindeglied

Auch wenn nicht immer eine Vergütung möglich ist, ist die Aufgabe für viele Pflegekräfte attraktiv. Sie kann als Karriere-Sprungbrett dienen, bietet die Möglichkeit zur Weiterbildung und zur Ausbildung der Führungskompetenzen und neben der täglichen Routine andere Impulse bei der Arbeit.

Im Klinikalltag haben sich Schichtkoordinatoren oder Schichtorganisatoren als sehr hilfreich erwiesen. Sie werden in jeder Schicht eingesetzt und sind der erste Ansprechpartner für alle Belange rund um die Pflege. Sie organisieren den reibungslosen Ablauf der Pflegetätigkeit innerhalb einer Schicht, teilen die Arbeit ein, organisieren gegebenenfalls Vertretungen und stehen bei Fragen als Ansprechpartner zur Verfügung. Einerseits sind sie Bindeglied zwischen Pflegekräften und Ärzten. Andererseits sorgen sie für reibungslose Prozessabläufe mit anderen Abteilungen, z. B. mit Diagnostik oder Patientenbegleitdiensten.

Generell birgt der Einsatz von Schichtkoordinatoren bzw. -organisatoren drei große Chancen:

1. Sie entschärfen klassische Problemsituationen innerhalb der Pflege.
2. Sie tragen erheblich zur Verbesserung der Zusammenarbeit mit den Ärzten bei.
3. Die Position bietet gute Möglichkeiten, Mitarbeiter mit Potenzial auf die Übernahme einer Leitungsfunktion vorzubereiten.

Wie sieht das Aufgabenprofil eines Schichtkoordinators bzw. -organisators konkret aus? Die genaue Verteilung der Aufgaben orientiert sich am Bedarf der jeweiligen Station bzw. Abteilung und sieht naturgemäß im konkreten Fall in einer Notaufnahme völlig anders aus als z. B. in der Geriatrie.

Im Klinikalltag hat sich jedoch die Übernahme folgender Aufgaben bewährt:

- Gemeinsame Abstimmung der Abläufe innerhalb der Schicht mit dem leitenden bzw. koordinierenden Oberarzt.
- Ansprechpartner während der Schicht für Pflegekräfte, Ärzte und Patienten.
- Organisation von Vertretungskräften bei Krankheitsausfall und anderen unvorhersehbaren Ereignissen.
- Einteilung der Mitarbeiter.
- Organisation der fachgerechten Behandlungspflege. Das setzt keinesfalls voraus, dass diese vom Schichtkoordinator komplett übernommen wird. Er/sie kann und soll delegieren, muss dabei jedoch für jedes Teammitglied die jeweilige Qualifikation und den Reifegrad für die Tätigkeit im Blick haben.
- Initiierung von Briefing- und De-Briefing-Gesprächen sowie Timeouts in Abstimmung mit dem leitenden bzw. koordinierenden Oberarzt.
- Zeitnahe Anpassung von Pflegemaßnahmen, wenn sich die pflegerische Situation eines Patienten verändert.
- Medikamentenversorgung der Patienten.
- Sicherstellung der Kommunikation mit Ärzten, Vorgesetzten, Mitgliedern anderer Berufsgruppen und angrenzender Bereiche (z. B. Diagnostik, Patiententransport usw.) sowie mit Patienten und Angehörigen.

- Leitung der Schichtübergabe: strukturierter und konzentrierter Ablauf, Sicherstellung der Informationsweitergabe der relevanten Informationen an die nachfolgende Schicht.

Es versteht sich von selbst, dass diese umfangreichen Aufgaben nur von einer erfahrenen examinierten Pflegekraft übernommen werden könnten. Doch welche konkreten Kompetenzen sollten darüber hinaus mitgebracht werden, um als Schichtkoordinator bzw. -organisator wirksam arbeiten zu können und von Ärzten, Pflegekräften, Mitarbeitern angrenzender Bereiche und Patienten gleichermaßen akzeptiert zu werden?

Fachliche Kompetenz

- mindestens ein Jahr fachspezifische Berufspraxis auf der Station/ in der Abteilung

Managementkompetenz

- Organisations- und Planungstalent
- differenziertes Analyseverhalten bei der Bewertung von unterschiedlichen Situationen
- Entscheidungskraft
- Zielorientierung
- ganzheitliches Denken und Handeln

Soziale Kompetenz

- Einfühlungsvermögen
- Integrationsfähigkeit
- Serviceorientierung
- Professioneller und sachlicher Umgang mit Konflikten
- Kooperationsfähigkeit
- Kommunikationsstärke und Ausdrucksfähigkeit
- achtsamer Umgang in Stress- und Belastungssituationen

Bei der Auswahl eines Schichtkoordinators bzw. -organisators kommt es nicht nur auf dessen fachliche Qualifikation an. Vielmehr sind auch sogenannte Soft Skills erforderlich, um diese Funktion auszufüllen und sowohl von Ärzten, Teammitgliedern, Mitarbeitern angrenzender Bereiche sowie Patienten akzeptiert zu werden.

Selbstverständlich ist es die Aufgabe der Pflegeleitung, ihre Schichtkoordinatoren entsprechend zu entwickeln und zu qualifizieren. Gelingt ihr das, hat sich nicht nur viel für die konstruktive Zusammenarbeit innerhalb der Station/Abteilung getan, sondern auch für ihre persönliche Entlastung.

Und zum Schluss ...

Im vorliegenden Band »Mitarbeiterführung« haben wir Ihnen anhand theoretischer Basisgrundlagen und praktischer Tipps für den Alltag aufgezeichnet, wie spannend es ist, eine Führungsposition zu gestalten und auszufüllen. Aber auch, wo Fallstricke und Gefahren lauern. Bei allem, was Sie jetzt fühlen, sei gesagt: Es ist noch kein Meister vom Himmel gefallen, beziehungsweise »Lehre bildet Geister, doch Übung macht den Meister«. Sie werden auch mit diesem Leitfaden an der Hand immer wieder auf Situationen stoßen, die neu, unbequem und, schwierig sind. Aber Sie werden auch das Hochgefühl erleben, wie erfüllend es sein kann, ein stabiles, zugewandtes, faires Team zu leiten. Denn Sie sind gut vorbereitet. Mit den Informationen über die Reifegrade wissen Sie jetzt beispielsweise, wann Sie jemanden aus Ihrem Team welche Aufgaben überlassen können – und wann besser nicht. Sie haben erfahren, dass Sie Vorbild in Haltung und Pflichterfüllung sind, wie ein Führungskreislauf funktioniert und warum die Kommunikation im Klinikalltag das A und O für gute Zusammenarbeit und die fürsorgliche Betreuung Ihrer Patienten ist. Denn Sie wissen jetzt: Führung geht nur über das Gespräch. Moderne Gesprächsführung wird deshalb auch das Grundthema unseres zweiten Bandes aus dieser Reihe sein. Dabei wird es beispielsweise um Ich-Botschaften, die Qualität des Zuhörens und das Führen auch schwieriger Gespräche, wie Krankenrückkehrgespräche, gehen.

Literatur

Blanchard K, Zigarmi P, Zigarmy D (1995) Der Minutenmanager – Führungsstile. Reinbek bei Hamburg: Rowohlt

Blanchard K, Carlos J P, Randolph A (1998) Management durch Empowerment. Reinbek bei Hamburg: Rowohlt

Bundesagentur für Arbeit, Zentrale Auslands- und Fachvermittlung (2014) Ausländische Pflegekräfte für den deutschen Arbeitsmarkt – Wie die ZAV Ihnen bei der Suche und Einstellung helfen kann

Bundesministerium für Familie, Senioren, Frauen und Jugend (2013) Vereinbarkeit von Beruf und Familie im Krankenhaus

Fleischer W, Hogan B, (2015) Wirksam führen – Ein Leitfaden für Chef- und Oberärzte. Stuttgart: Kohlhammer

Gordon T (1984) Managerkonferenz. Reinbek bei Hamburg: Rowohlt

Güttner T (2014) Teamführung ohne Weisungsbefugnis: Die Quadratur des Kreises oder Chance für das erfolgreiche QM. QM-Praxis in der Pflege, Heft November / Dezember 2014, S. 6–9

Herrmann L, Fischer C (2015) Strukturiertes Ausfallzeitenmanagement im Pflegedienst. Das Krankenhaus, Heft 9/2015, S. 824–830

Hofbauer H, Kauer A (2012) Einstieg in die Führungsrolle. München: Carl Hanser

Hurrelmann K, Albrecht E (2014) Die heimlichen Revolutionäre – Wie die Generation Y unsere Welt verändert. Weinheim und Basel: Beltz

Jäger R (2005) Vom Umgang mit der Macht. ManagerSeminare, Heft 91, S. 73–77

Kirchner B (1999) Benedikt für Manager. Wiesbaden: Gabler

Klotz M (2009) Competence Selling. Göttingen: Business Village.

Lammert K, Seiter Chr (2018) Führen ohne Vorgesetztenfunktion, https://www.haufe-akademie.de/downloads_shop/documents/23251.pdf, Zugriff am 17.07.2018

Lewin (1939) in Hofbauer H, Kauer A (2012) Einstieg in die Führungsrolle. München: Carl Hanser

Malik F (2013) Führen Leisten Leben. Frankfurt/Main: Campus

Popitz H (1992) Phänomene der Macht. Tübingen: Mohr Siebeck

Schulz von Thun F, Ruppel J, Stratmann R (2008) Miteinander reden: Kommunikationspsychologie für Führungskräfte. Reinbek bei Hamburg: Rowohlt

Stroebe RW (2007) Führungsstile – Management by Objectives. Frankfurt/
    Main: Verlag Recht und Wirtschaft
Wunderer R, Grunwald W, Moldenhauer P (1980) Führungslehre. Berlin:
    De Gruyter

Stichwortverzeichnis